Om Gam Ganapataye Namaha

Un viaje de salud

Rutas y consejos de un psiquiatra

Dr. Miguel R. Hernández

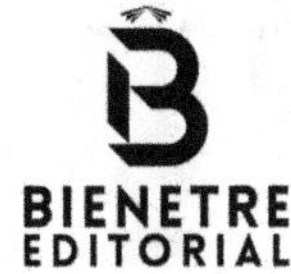

BIENETRE
EDITORIAL

Un viaje de salud

Dr. Miguel R. Hernández

Publicado por: Editorial Bien-etre.

Diseño y Diagramación: Ceadvertising.

Diseño de portada: Ceadvertising.

Ilustraciones: Elmer A. Hernández | Armani E. Hernández.

ISBN: 978-9945-628-02-9

Edición: Editado por Editorial Bien-etre.

Impresión: Impreso en la República Dominicana por Editorial Bien-etre, bajo el sello A90D.

www.a90d.com

Primera edición 2020

Índice

Capítulo III:

Otros trastornos y temas de interés psiquiátricos 80

Agradecimientos

A mi adorada Madre. Gracias por ser todo en mi existencia. Te amo.

A mi hermana, por tu cariño y ser parte importante de nuestras vidas.

A mi Padre, Ernesto Rafael Almánzar, a mis primos y hermanos paternos, en especial a Mateo Caba. A toda mi familia materna, en especial a todos mis queridos tíos, tías, primos y primas. A mi madrina, Lourdes Hernández.

A mi querida esposa Olga, gracias por tu amor, ser esposa, madre ejemplar y ángel en mi vida.

A mis adorados hijos, Elmer y Armani, los amo con todo mi corazón. Gracias por colaborar en este libro con sus dibujos de infancia.

A mis mascotas, desde Freud, Misunangu hasta Fuzzy.

A mis amigos de infancia y mi gente de toda una vida, del Ensanche Julia, Liceo UFE vespertino y de la carrera de medicina PUCMM. En especial a uno de mis Mentores fallecido, el destacado psiquiatra de la ciudad de Santiago, Dr. José Joaquín Zouain.

A los frateres y sórores del mundo, en especial, a los del pronaos de Santiago de los caballeros, entre ellos, Adalina García y Onésimo, a todos los del capítulo de Manhattan y la logia de Brooklyn, en especial, a Jacqueline Disla y Aurelia García.

A mis amigos del *USA Army SFC* Santiago Cuellar, Shelly Eisert y su esposo.

A los colegas y amigos de la asociación médica dominicana de New York, Centro médico dominicano, en especial Dr. Fernando Taveras, Virginia Taveras, Narcisa Taveras y Dra. Giovanny Núñez. A los médicos, primarios y especialistas y personal de salud de la comunidad, sociedad médica dental dominicana, Somos y APHSI, en especial al Dr. Juan Tapia. Al liderazgo médico y administrativo del Hospital presbiteriano, Allen Hospital, *Columbia University y Montefiore Mount Vernon*, en particular a Millie Onofrietti y al Dr. Von Schorn. Especial agradecimiento para la Dra. Casilda Balmaceda, por facilitarme información en uno de los artículos y la Dra. Kelania Jiménez por ser colaboradora en uno de ellos. A mis mentores y colegas en USA, Dra. Luisa González, Dr. Olusegun Bello, Dr. Henry Mcurtis, Dr. Evaristo Akarele, Dr. Melvin Gibert, Dr. Isaac Bampoe, Dr. Moisés Martínez, Dra. Ivelisse Capellán, Cristina Ovalles y la Dra. Tresha Gibbs. A mis colegas en República Dominicana, Dr. Fernando López, Dr. Pedro Compres, Dr. Mirlan de los Santos, Dr. Karin Mustafá, Dr. Ramón Estrella padre e hijo, Dr. Fausto Valdéz, Dr. Jesús Pastor Núñez Reyes y Dr. Sócrates Castillo. Al destacado psiquiatra dominicano, Dr. César Mella, quien tuvo la gentileza y amabilidad de prologar este libro.

A mi hermano y tío Dr. José Contreras y su familia, a los estimados doctores, Dr. Roberto Morán y Dr. Robert Valenzuela.

A los hermanos leones de todas las selvas, en especial a Margarita Guerra, su esposo, Dr. Aponte, Francia Mendoza y Manuel Núñez.

A Verbum Dei. Gracias Teresa, Raquel y todas las personas que sirven espiritualmente.

Mis queridos amigos y hermanos José N. García, Julio C. Báez, fallecido Santiago Vásquez y todos los integrantes del viaje a la india y las clases de astrología védica.

A los exdirigentes y directores de la Mesa redonda dominico americano de USA. A los representantes de los bancos e instituciones financieras, Fulgence x Kabore, Howard Brachfeld, Ric Aberion, Yasandra Mercado, Yaniris Núñez, Elba Arias, Mercedes M. Mier, Dinangely Feliz, Yohanny Antonio y Rocío Adames.

A los queridos hermanos y cunadas de todos los orientes, en especial a los queridos hermanos de la fraternidad 387, José Beronio, su esposa Laura, Hermes Mena y todos los miembros de la logia bajo dispensación Juan Pablo Duarte en USA, en especial a Wylie Adames, Pedro Fraquer y Víctor Escorbores.

A las personas que me ayudaron durante el proceso de fortalecimiento de Miguel R. Hernández MD PC. A Aurelio Henríquez, Billy Francisco, Tony de la Rosa, Neris Jiménez, Ercilia García, escritor y psicólogo Ricardo Vacca, Dr. Jorge Corniel, Dr. Héctor Reyes, Franklyn Morel y Dr. Pinkas I. Así mismo, a todos los ex-empleados y proveedores.

Al personal de Global Psychiatric Services PC, en especial a Nataly Grullón por su apoyo vital para la compañía, así como también a todos consultores y compañías externas por sus servicios, CPA Lucy C., abogados Antonio C. Martínez y A. García, HRC C. Guris, Nano *printing* y los *billers* Ruy R., Sharda S y P. Cornielle.

A los queridos miembros de la prensa radial, televisiva y fotografía. En especial a María Hiraldo, Nelson Encarnación quienes me dieron la oportunidad de un día escribir para su periódico Gaceta Hispana. A Zunilda Foundeur, Mayra la Paz, Pedro Morillo, Dr. Mejía Torres, Adalberto Domín-guez, Nazario Brea, Federico Martínez (el Pacha), Dr. Eliecer Guzmán, David Rivas, Dra. Esmeldy Rosario, Ramón Darío Jiménez, Cesar Romero, Yvonne Ramírez, Carolina Crespo, Italia Vignieri, Eddy Heredia, Nolagko Nolasco, Liany Ferreras, Kevin Martínez, Miguelina Rodríguez, Lina Beltre, Lewis German, Richie Hernández, Matibel, Ramón Aníbal Ramos, Roberto Gerónimo, Rafael Díaz, Frank Adolfo, Dr. Pedro Taveras, Miguel Estrella, José Alduey Sierra, José Samboy, Wilfredo Muñoz, Julio Colón Santana, Alex Hermoso, Manuel Sierra, Iván Morales, José Zabala, Francia Mendoza y Manuel Ruíz. A Keila González, directora de editorial Bienetre y María trusa, directora y CEO de *Forme Medical Center*.

A las Líderes comunitarias, queridas Elida Almonte, Wilma Tamayo Abreu y escritora Lourdes Batista.

A mis amigos en el arte, poesía y Cine, en especial a Anyeli Suárez, Monchi Herrera, Mariluz Acosta, Angie Regina, Billy Marte, Domingo Ramos y esposa Dulce Ramos, Wilton Reinoso, Eduardo Luna, Danilo Arroyo, Eddy Jiménez, William Colmenares, Sugeiri Cristin, Susana Silfa, Yaneli Sosa, Génesis Tavarez, Ronald Sterling, Héctor Palacios, Antonio Rubio y Oirgo Papoutsas.

Funcionarios electos, Honorable Adriano Espaillat y Carmen de la Rosa.

A mis amigos ajedrecistas de Santiago de los caballeros y República Dominicana. En especial a Los Hermanos Vargas, Blas, Leo Estévez y Dr. Juan Luis Abreu. En estados Unidos, Juan Villar y todos los compañeros que hacen posible cada año el torneo de Ajedrez que lleva mi nombre.

Porque tal vez sin saberlo, fueron esos micros y macros fragmentos de interacción con cada uno de ustedes, que, de una manera u otra, hicieron posible que escribiera todos estos artículos, que hoy nacen como un libro, el cual queda a consideración de todos ustedes y el resto del mundo. Favor perdonar cualquier omisión involuntaria de alguien importante para la realización de este libro.

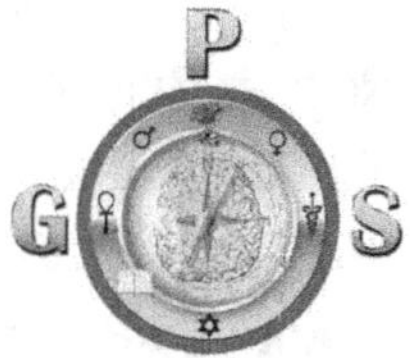

Prólogo

El libro que tienes en tus manos es el resultado del esfuerzo y dedicación de un médico psiquiatra que reside y trabaja en los Estados Unidos.

El Dr. Miguel Hernández, se graduó y fue asistente de profesor en la bien acreditada Universidad Católica Madre y Maestra en Santiago de los Caballeros, República Dominicana.

Desde entonces, no ha dejado de estudiar, educar, divulgar y ascender en el difícil escalafón laboral y académico de los Estados Unidos con base en prestigiosas instituciones de New York.

Para ser un psiquiatra con 40 años de ejercicio, es un honor y una distinción el permitirme prologar esta obra llena de sapiencia y de gran utilidad para el lector de todos los niveles.

¿Qué me llamó la atención de este libro al tiempo de concluir su lectura?

El poder de comunicación del autor que hace digerible los términos complejos de nuestra especialidad.

La diversidad de temas que ponen al alcance popular aspectos éticos de la salud mental y la preocupación por los hispanos, en general, que residen en los Estados Unidos.

Hace muchos años en un resort del este de la República Dominicana me encontré con el Dr. Hernández y me contó que estaba trabajando en un libro y que me invitaba a prologarlo, a la sazón yo era el presidente de la Asociación psiquiátrica de América Latina (APAL).

Lo había olvidado y en todo ese tiempo, él cursaba sus estudios para recibirse de psiquiatra con Licencias (*Board*) para ejercer la Psiquiatría en los EE. UU.

Emprendedor como lo es, ofreció charlas, conferencias, publicaciones dentro y fuera de EE. UU. hasta completar un envidiable currículo que le merecieron altos reconocimientos de instituciones sociales.

El Dr. Hernández, es actualmente el *chairman* o presidente de la junta de directores de la Asociación Médica Dominicana de Nueva York y miembro de la APA, Asociación de Psiquiatras de los Estados Unidos.

Este libro tiene tres partes que se leen con facilidad:

I) Ética Médica. – Ahí, él se pregunta y se responde:

¿Ser médico? significa sacrificio, dedicación, amor por la humanidad y por los enfermos.

El médico: sus amigos; el que abusa de sustancias; el éxito del profesional y sus peligros, etc.

El médico frente al Covid 19.– En donde narra el suicidio de la médica, jefa de emergencias de un reconocido hospital de la ciudad de New York.

Dos temas merecen especial lectura: el secreto profesional y el estigma que produce a nivel personal y familiar la enfermedad Mental.

II) LAS ENFERMEDADES MENTALES

El autor hace un didáctico recorrido por las depresiones, el stress post traumático, los Trastornos del Estado de Ánimo (depresiones); las demencias; la fibromialgia y otras.

Para cada acápite el autor explica en lenguaje llano ¿qué es? ¿De dónde proceden? ¿Cómo se tratan?... y más aún:

Reconoce a sus colaboradores y ofrece direcciones electrónicas de las fuentes en las que el lector puede ampliar el tema.

Los ejemplos de su práctica atendiendo hispanos y manteniendo en secreto sus nombres son una guía extraída de las condiciones e interacción con sus pacientes.

III) PSIQUIATRÍA SOCIAL

A lo largo de estos capítulos el lector encontrará conceptos claros y objetivos de cada tópico.

Invito a todo tipo de lectores de América Latina que deseen familiarizarse con la Salud Mental desde la perspectiva de un psiquiatra con experiencia, que ha logrado posicionarse en la reconocida plataforma de Amazon y les aseguro que harán *Un Viaje de Salud*. Estoy convencido de que, con su visión del mundo y de la vida se enriquecerán.

Dr. César Mella.

Psiquiatra de la República Dominicana.

Este libro ha sido creado para proveer información sobre aspectos generales de salud mental y medicina. Tanto el autor como los colaboradores, editores y publicistas no pretenden ofrecer ningún tipo de consejo legal, ético, médico o de salud mental con su contenido, para ser utilizado como tratamiento o sustituto de tratamiento. Además, no intenta establecer un vínculo o relación médico-paciente con los lectores. De igual modo, este libro no contiene toda la información disponible en la literatura científica sobre los tópicos discutidos en él, así que no puede utilizarse como una guía médica o de salud mental.

Si usted, algún familiar o amigo se encuentra enfermo y necesita de tratamiento médico o psiquiátrico, favor consultar con su médico primario, proveedor de salud mental o ir a la emergencia más cercana.

El autor, los colaboradores, editores y publicistas no incurrirán en responsabilidad legal o se consideraran responsables si algún tipo de daño ocurriera directa o indirectamente por uso de la información contenida en este libro.

El autor no tiene ningún conflicto de interés con corporaciones, empresas o compañías de la industria farmacéutica, laboratorios, médica, salud mental u otros servicios de la salud. Nada que declarar.

Al continuar leyendo más allá de esta página, confirmará estar de acuerdo con este descargo de responsabilidad.

CAPÍTULO I:

Los médicos y la medicina

El ejercicio de ser médico
¿Vocación o negocio?

Actualmente vivimos en una sociedad bombardeada de información y cargada de gran subjetividad que en la mayoría de los casos es sustentada en pseudo "verdades". Como resultado nos encontramos con que la conducta de un gran número de personas profesionales y no profesionales se modifica paulatinamente de manera desfavorable. Con el pasar del tiempo las raíces del saber colectivo humano comienzan a crecer en direcciones inapropiadas y sus ramificaciones se convierten en acciones negativas, las cuales son retroalimentadas y recompensadas por los medios de comunicación. El nivel alcanzado por las acciones y la influencia ejercida a todos los niveles sociales las hacen muchas veces imposible de podar, mutilar o aniquilar por cualquier estrategia ideológica disponible ya sea esta de naturaleza política, legal, moral, filosófica o religiosa.

Tenemos varios ejemplos de libros famosos que con gran imaginación disfrazan la realidad para invitarla a pasearse por todo el mundo como toda una dama vestida de veracidad histórica, convirtiéndose, muchas veces en un Best Seller con millones de copias vendidas. Por otro lado, frecuentemente los políticos basan su triunfo en campañas llenas de proselitismo falso, sus engaños van desde el descaro de un afiche con una imagen hipermaquillada, a veces tomada muchos años antes de las elecciones, hasta las promesas de grandes proyectos y cambios que casi nunca se ven culminados. Así también, los países considerados como grandes potencias del mundo sustentan su éxito aplicando con sutileza la ley del ojo por ojo y diente por diente en contra de países pobres, convirtiéndolos muchas veces en tipos de colonias modernas, mientras que esto es promovido por la prensa internacional como una de sus cualidades de capacidad diplomática y protección para la paz mundial.

La corrupción, la violencia y la pobreza se adueñan de muchos países, y, sin embargo, se pretende hacer a los niños dependientes de un celular o de una computadora sin enseñarles primero la importancia de comunicarse educadamente con las personas mayores, a decir buenos días cuando se llega a un lugar, a controlarse de no hablar obscenidades, a ceder un espacio en el transporte público cuando es necesario, a pedir permiso para pasar entre dos personas, etc.

En un ambiente de tantas contradicciones donde el villano consigue ser héroe y el dinero más venerado que la dignidad, los mejores valores se van esfumando y desaparecen en todos los ámbitos profesionales, incluso hasta en el ejercicio de profesiones tan respetadas y admiradas tradicionalmente como ocurre en el caso de la medicina.

El Doctor Murad Malik Mustafá (nombre ficticio), nació en un país de Medio Oriente y tiene más de 20 años ejerciendo en los Estados Unidos. Él tiene su práctica privada especializada y es *full time attending* en un prestigioso hospital del área metropolitana en el Bronx, New York. Hace unos años cuando visitaba su clínica con un miembro de la familia decidí aprovechar la oportunidad para pedirle un consejo respecto a mi dilema de cuál subespecialidad debería elegir en ese momento de mi carrera en la que estaba culminando mi especialidad en Psiquiatría. Su respuesta fue la siguiente:

"La medicina aquí en los Estados Unidos no es como en nuestros países donde se valora y se respeta al médico como un Dios, se trata y se comparte con él como si fuera de la familia. Aquí el médico ofrece alta calidad de servicio en la mayoría de los casos porque ve al paciente como una potencial amenaza de demanda y no porque lo vea como un ser humano lleno de sentimientos y necesidades. Creo que debes elegir la que te deje más dinero independientemente de que te guste o no".

La opinión del Dr. Murad Malik Mustafá (nombre ficticio), refleja la forma de pensar de hoy día de la mayoría de los médicos en pleno ejercicio de su profesión en muchos países del mundo. De esta realidad, llama la atención el hecho de que poco a poco la cotidianidad de este mundo materialista nos va separando de nuestra esencia más pura y romántica, la cual un día nos llevó a decidir ayudar al prójimo a través de la medicina. El resultado de esta separación es un médico vacío, arrastrado por una profesión de exclusiva satisfacción económica utilizada como un medio para acumular riqueza y no como lo era anteriormente: una de las profesiones más sublimes y con mayor potencial de trascendencia espiritual entre los seres humanos.

La medicina como puro negocio y no como vocación representa uno de los tantos peligros que amenazan la armonía de la humanidad. Por suerte, hay muchos que sueñan con que es posible todavía revertir el proceso y con que algún día la profesión de Hipócrates, Galeno y Paracelso volverá a ser y/o seguirá siendo un negocio, pero de sacrificio, humildad y de mucho amor al prójimo.

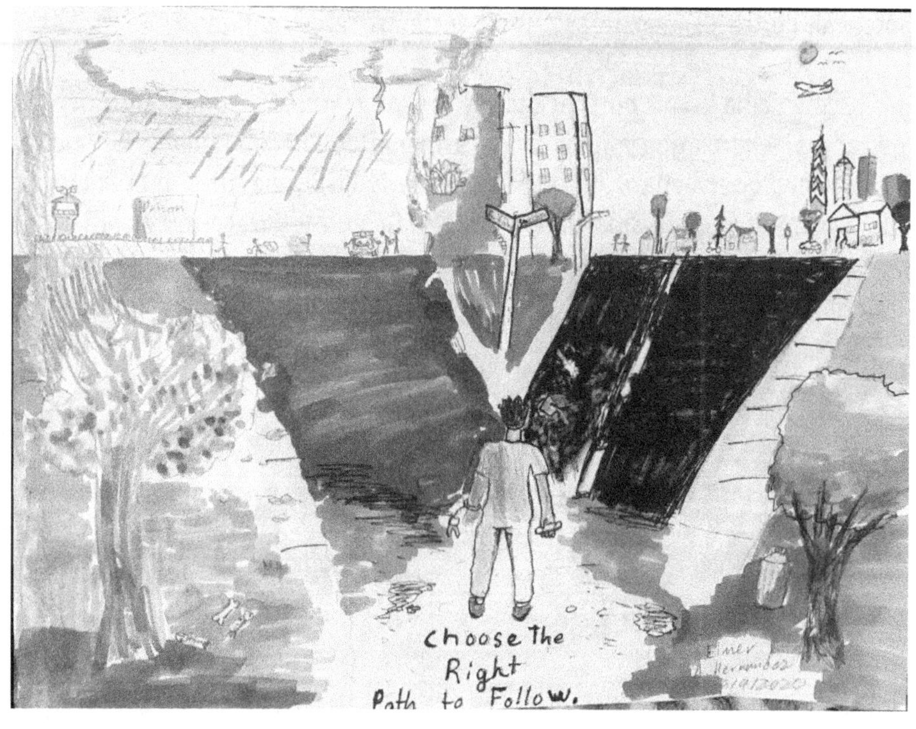
Choose the
Right
Path to Follow.

Los médicos y sus amigos

Deber profesional vs Riesgo fraternal

Existen situaciones en las cuales la amistad entre el médico y sus amigos podría estar en riesgo si no se delimitan las líneas que separan la fraternidad con el ejercicio médico.

¿Para quién no es una dicha poder contar con un amigo al cual llamar a cualquier hora para saber a dónde ir, qué tomar o qué hacer en caso de enfermedad? El poder tener a alguien a quién contarle tus penas y recibir un consejo sabio, no tiene precio.

Imagínense el privilegio de poder tener consultas improvisadas en las calles, en un resort mientras se está de vacaciones, en el trasporte público o en casa durante una fiesta. La tranquilidad que ofrece el poder marcar el celular o el teléfono de la casa y llamar a su amigo médico para que le resuelva un problema o les dé ideas de cómo resolverlo casi las 24 horas del día durante todo el año.

Hasta aquí parecería no haber ningún problema en la suerte de tener un médico cercano a la familia o amigo de confianza, a veces conocido desde la niñez y tal vez podríamos pensar:

"De todos modos para eso son los amigos, ¿no?". Sin embargo, nuestra opinión cambiaría al pensar ahora en lo difícil y cuesta arriba que resulta para el amigo médico y las consecuencias negativas para su posición de trabajo que encierra el hecho de tener que adaptarse y ser flexible en escenarios de hospitales o de oficinas médicas, con las demandas de favores de amigos o conocidos, quienes no comprenden las diferencias existentes desde el punto de vista legal y ético, entre las prácticas comunes de nuestros países y las de Estados Unidos.

Consideramos que, la extrema confianza en figuras de autoridad, como es el caso del médico, es una tendencia de naturaleza humana y no una sombra cultural que nos acompaña como inmigrantes. Sin embargo, independientemente de la cultura, cuando la confianza llega al nivel de hacer daño, a veces sin intención, debemos detenernos a pensar y ser más cautelosos para no continuar lacerando una buena relación.

Por ejemplo, son muchas las personas que se enojan y dudan de una amistad genuina cuando no es posible hacerles una receta médica, un examen diagnóstico, un certificado médico, adelantarles su turno en la clínica de un colega, verlos sin citas previas o sin pagar, etc. Muchos pensarían que el Doctor carece de compasión o vocación si se negara a satisfacer todas las demandas, las cuales deberían hacerse a nombre de "la amistad", sin antes meditar sobre la realidad que ata al médico responsable a cumplir con su deber moral y profesional.

Elena Álvarez (nombre ficticio), una colega nacida en USA, de padres dominicanos, internista geriatra, quien ejerce en Houston, Texas, me comentó cuando discutíamos sobre el tema, haber visto este tipo de conducta con mayor frecuencia en los amigos y pacientes hispanos. También, enfatizó la manera en que ella se mantiene alerta en estos casos y cómo casi siempre les informa de manera temprana sobre sus limitaciones a los amigos, quienes requieren favores más allá de lo que podría brindar sin perjudicarse.

Existe otro riesgo más sutil en la amistad de los médicos (observe que no nos referimos en ningún momento a la relación médico-paciente), del cual casi siempre ni el médico ni el amigo están conscientes y ocurre cuando en una amistad se comunica más información de la que se daría en una relación normal, solo por el simple hecho de ser un amigo médico y se le suma al final de la conversación "yo te digo esto a ti porque tú eres médico, pero no se lo digas a nadie".

Nosotros somos responsables de explorar si se nos comunican secretos porque nos consideran amigos o porque somos médicos y así como dijo mi colega, debemos establecer inmediatamente los límites y expresar claramente lo dañino que puede resultar el distorsionar la amistad al compartir informaciones, muchas veces pseudo voluntarias, en base a matices de status profesional.

Los médicos también tienen el derecho como otros profesionales de disfrutar de sus amigos y sus amigos de ellos como lo hacían antes de obtener su título de universidad, sin poner en riesgo su fraternidad, sin olvidar su deber profesional y sin renunciar al respeto mutuo que se destila del amor puro.

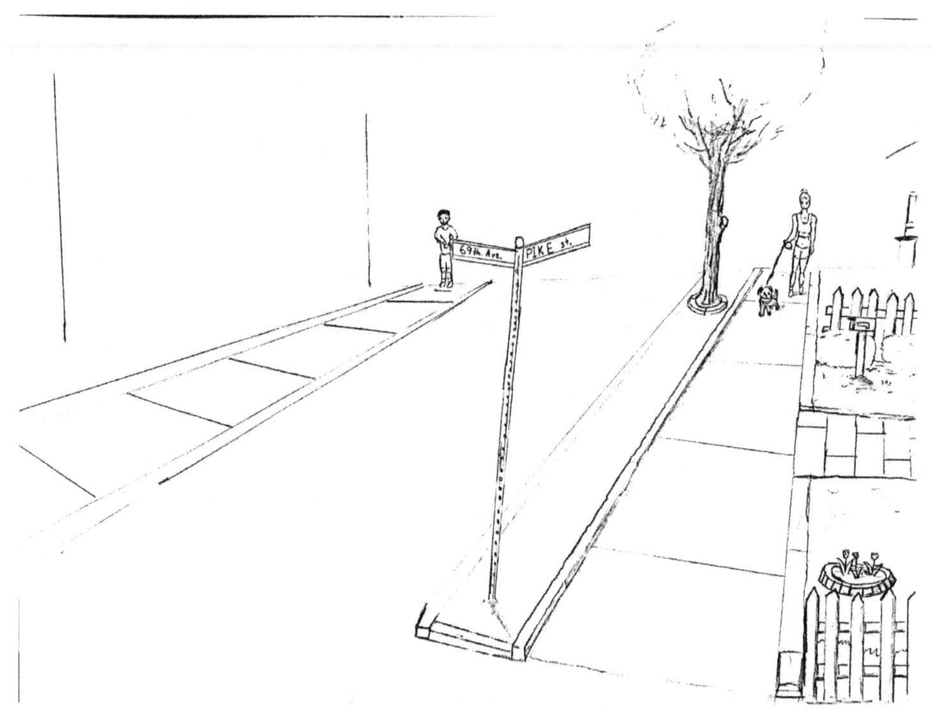

69th Ave.
PIKE st.

Los médicos y el éxito profesional

Sacrificio vs Bienestar

Todo profesional recuerda los inmensos sacrificios realizados antes, durante y después de terminar su carrera. Todos sabemos lo difícil que es conseguir el éxito en el área de especialización y mantenerse vigente en una sociedad tan exigente y competitiva.

Tanto en los médicos como en otros profesionales, el gran esfuerzo invertido para alcanzar renombre casi siempre es inyectado por el motor interno de superación personal y se sostiene en la ambición de alcanzar bienestar pleno a todos los niveles.

Dentro de los factores positivos que ofrece el éxito mencionaremos algunos, tales como, el poder comprar una buena casa o un carro, irse de vacaciones, buen status social, el retiro temprano, educación para los hijos, tiempo para actividades filantrópicas y altruistas, etc.

El salario médico oscila entre unos 130,000 dólares a 350,000 mil dólares anuales. Sin embargo, los médicos siguen siendo de los profesionales más sacrificados, llegando a trabajar muy a menudo más de 60 horas a la semana. Así mismo, casi todo su tiempo personal debe emplearlo en estudios avanzados, cursos, conferencias, actualización de certificaciones, etc. Por lo tanto, muchas veces el bienestar nunca toca su totalidad y solo se limita a beneficios puramente económicos y materiales descuidando aspectos más importantes de la vida del individuo.

El sacrificio puede llevar a la negligencia de no dedicar suficiente tiempo a los hijos, esposas, familiares y amigos en general, lo cual eventualmente podría traducirse en divorcio, hijos no muy bien educados o en drogas, soledad, sentimientos de culpa, vacío existencial y por último depresión. Muchos prestan muy poca atención a su propia salud física y mental, llegando al deterioro por inadecuada prevención o por intervención tardía. Más aun, hay quienes abandonan su dimensión espiritual y dejan de cultivar sus prácticas filosóficas y religiosas

El ejemplo de Miguel López (nombre ficticio), un médico dominicano de una zona rural de Puerto Plata, República Dominicana, y quien actualmente ejerce como internista en un Hospital de Massachusetts, refleja de manera clara lo discutido anteriormente cuando nos dice que trabaja en turnos de 12 horas y a veces más, al menos 4 veces al mes. Esto sin contar su horario regular de 9 horas al día. Él teme al surgimiento de conflictos conyugales si esto continua así por mucho tiempo. También nos dice que ha dejado de ir a la Iglesia como lo hacía de forma habitual todos los sábados debido a su congestionada agenda de trabajo.

En conclusión, debemos ser muy cuidadosos al andar por el trayecto del camino inagotable del éxito, ya que el resultado del esfuerzo por lo anhelado pudiera vendar nuestro verdadero propósito de vivir y sin darnos cuenta podríamos perder poco a poco todas las cosas por las que realmente lucha nuestro corazón. En otras palabras, sería como dice la siguiente expresión popular dominicana: "más la sal que el chivo".

Los médicos y el abuso de sustancias
Verdades sobrias que embriagan

En Estados unidos se estima que aproximadamente alrededor de un 9 a 14 % de la población sufre de algún desorden de uso de sustancias. Los médicos son afectados en igual proporción que la población en general, sin embargo, existen diferencias significativas en este grupo en particular, las cuales consideramos importante mencionar y analizar.

En los médicos, el uso de sustancias podría ocurrir desde los tiempos de estudiante con drogas similares a las del uso de la población general como alcohol, tabaco, marihuana y luego podría continuar en la residencia y práctica médica, siendo en estas etapas 5 veces más frecuente el mal uso de medicamentos derivados del opio y benzodiazepinas en forma de auto recetas. Las razones por uso en los galenos son muy variadas y van desde la recreación por diversión, mejor funcionamiento en el trabajo, hasta la automedicación por ansiedad, stress y depresión.

Tanto en los médicos como en todo el que abusa de estas sustancias, el deterioro comienza poco a poco a manifestarse en áreas como la salud física, emocional, espiritual, las finanzas, la familia y por último en el óptimo funcionamiento en el trabajo. Llega un momento en el que se pasa del abuso a la dependencia y ya el fracaso en cumplir con obligaciones sociales se convierte progresivamente en tolerancia, inhabilidad de poder parar y ya no se usa la sustancia para sentirse bien si no para evitar sentirse mal.

Aun siendo prisionero de la dependencia, el médico creyéndose independiente y encubriéndose en su nivel de conocimiento, se niega a aceptar la realidad de su cautiverio y temiendo a las consecuencias negativas para su reputación, se ahoga en su propio silencio y nunca comienza o retrasa al máximo la búsqueda de ayuda profesional.

Otros factores que dificultan la identificación y tratamiento temprano en los médicos con desorden de uso de sustancias son el orgullo profesional, la amenaza de perder el respeto de la sociedad, riesgo de pérdidas económicas, el hecho de tener que invertir los papeles y convertirse en paciente siendo médico, entre otros factores.

Todos debemos estar alerta para identificar signos tempranos de abuso o dependencia de sustancias en nosotros mismos, en nuestros familiares, en los amigos o en los pacientes. sean estos médicos o no. Tratar de educarnos y dejar de pensar como piensan muchos latinos que dicen "no soy alcohólico porque solo tomo los fines de semana", o "eso es a veces que me doy "un pase" cuando estoy por divertirme".

Por suerte, a pesar de la resistencia para aceptar la condición, el retraso en solicitar ayuda, dificultad en la identificación temprana y otros factores adversos mencionados anteriormente, existe la buena noticia de que el tratamiento para el abuso de sustancias tiene mejores resultados en médicos que en el resto de la población. Se reportan niveles de éxito en el tratamiento de más de un 80% independientemente de la especialidad del médico o del tipo sustancia usada.

Respecto a los médicos hispanos, en época de días festivos como en las navidades, el riesgo de uso y abuso de sustancias incluyendo el alcohol es mucho mayor, así mismo el riesgo de recaída en pacientes en abstinencia también se incrementa. Les exhortamos a los colegas y población en general a estar alerta sobre este riesgo y a buscar refugio existencial fuera del manto nocivo de drogas ilícitas y el alcohol.

Para finalizar, considerando lo expuesto anteriormente, creemos que el médico debe estar consciente de sus hábitos y tratar de mantener en lo posible la abstinencia, pero también si ya están atrapados en el desorden del uso de sustancias deberían ser sinceros consigo mismos e inmediatamente tratar de involucrar a la familia o a un amigo y acudir al programa de salud para médicos más cercano.

La medicina y la sensibilidad cultural
De la mano hacen una gran diferencia

La sensibilidad cultural influye directamente en el adecuado proceso diagnóstico y terapéutico del paciente, llegando a convertiste muchas veces en uno de los factores más importantes en la relación médico-paciente, sobre todo en un país desarrollado, multicultural y forjado por inmigrantes como los Estados Unidos.

Podríamos mencionar miles de anécdotas en las cuales el paciente dejó de ir al médico, no siguió con el tratamiento o sufrió la consecuencia de una decisión médica errónea debido a situaciones vinculadas a sus creencias y/o manifestaciones culturales.

A pesar de que en la mayoría de los centros de salud de USA existen intérpretes, vía telefónica o personal, todavía se presentan muchas dificultades cuando hay carencia de conocimiento del contexto cultural del paciente, lo cual es más probable cuando el terapeuta no pertenece al mismo grupo étnico del paciente o no ha sido entrenado lo suficiente para pulirse en asuntos de sensibilidad cultural. Por ejemplo, en una evaluación o consulta psiquiátrica una traducción literal o no del intérprete de un síntoma o pensamiento podría hacer la diferencia entre una admisión involuntaria o dada de alta del paciente si el evaluador es ajeno al mundo y marco cultural del evaluado.

Asimismo, en otros escenarios la alianza terapéutica se debilita cuando el médico no entiende que existen pacientes de determinadas culturas, los cuales prefieren remedios caseros, seguir consejos de un brujo, curandero o guía espiritual, en vez de los sugeridos por el médico. Otros creen que las enfermedades representan pérdida del alma u ocurren por efecto de fuerzas sobrenaturales.

Existen muchos síndromes en medicina ligados a la cultura que incluso podrían tener diferentes nombres de acuerdo con el país en un mismo grupo minoritario, pero mencionaremos solo algunos para darles una idea de la diversidad de creencias de acuerdo a las culturas y para demostrarles su existencia en cualquier grupo minoritario de inmigrantes sin importar de que parte del mundo sea su origen.

Tenemos, por ejemplo, en los latinos del caribe "el ataque de nervios" comúnmente reportado como gritos incontrolables, falta de aire, sensación de estar fuera de control, temblores, mareos etc. que generalmente ocurre en situaciones de mucho estrés como muerte de un familiar cercano, separación de una persona amada o cuando se es testigo de un accidente trágico.

Del mismo modo en los africanos, sobre todo de la parte oeste de África, tenemos el "Cerebro agotado o cansado" que ocurre en jóvenes muy estudiosos en la secundaria o en la universidad en respuesta a muchas demandas y que se caracteriza por dificultad de concentración, pérdida de la memoria y el pensamiento. Las personas los reportan como que su cerebro está fatigado.

Un último ejemplo sería el del sur y este de Asia en donde ocurre el "Koro" que no es más que un episodio intenso de ansiedad y preocupación porque el pene, la vagina o los pezones podrían reducirse de tamaño hasta desaparecer dentro del cuerpo y causar la muerte. Así podríamos seguir mencionando muchos otros tales como "nervios", "mal de ojo", "locura", "susto", "zar", "pi-blokto", entre otros, que podemos encontrar en diferentes regiones del mundo.

En fin, como pueden observar es un reto para la práctica médica el poder entender los valores, significados y las diferentes conductas casi siempre "normales", aprendidas y transmitidas en determinados grupos étnicos, sin embargo, no cabe duda de que cuando la medicina camina de la mano de la comprensión y la sensibilidad cultural, el camino terapéutico se ilumina de beneficios tanto para el médico como para el paciente.

Daño moral en los profesionales de la salud durante la pandemia COVID-19

El trauma mental contagioso de un desastre mundial

Al finalizar el mes de abril del año en curso, se reportaban en el mundo más de tres millones de afectados y doscientos treinta y tres mil muertes por el coronavirus, virus SARS-2 que causa la enfermedad COVID-19. Estados Unidos de América (EUA) ocupaba el primer lugar con más de un millón de casos confirmados y más de setenta y tres mil fallecidos (Universidad de John Hopkins, CSSE).

El 11 de marzo del 2020, la Organización Mundial de la Salud (OMS) caracterizó al brote de COVID-19 como pandemia. Esta pandemia cumple con la combinación de los siete elementos descritos por Enrico Quarantelli que definen lo que es un desastre. Sin embargo, debido a su naturaleza intrínseca de pandemia viral, rompe con los esquemas de secuencia de las fases emocionales en las víctimas de un desastre descritos por Farberowy Gordon in 1981. (John D. Weaver, Disasters: mental health interventions, p7 y 31).

Durante esta tragedia humana, las autoridades gubernamentales, la prensa y el público en general se han enfocado en la disponibilidad de equipos de protección personales, el lavado de las manos, distanciamiento social y otras medidas de prevención de contagio para el personal de salud, lo cual está muy bien y debe ser aplaudido por la población. No obstante, se han tardado en hablar de la salud mental de los trabajadores sanitarios e implementar un plan de acción con intervención inmediata en esta fase de la pandemia que evite las secuelas psíquicas del trauma. De igual manera, no se ha establecido un plan a largo plazo que incluya tratamientos de salud mental sostenibles para la recuperación de las víctimas del sector laboral de la salud. En consecuencia, pudiera aumentar significativamente el riesgo de padecer trastornos de ansiedad, depresión, desorden del estrés post traumático y el suicidio, principalmente en el personal de salud de primeria línea, directamente involucrados en el tratamiento de COVID-19, de los cuales, tienen mayor riesgo las enfermeras y el personal de sexo femenino (JianboLai, JAMA Netw Open. 2020; Moral Injury: EldoFrezza Md Tex Med 2019).

Desde los inicios de la pandemia en China y luego en Europa, pudimos ver a través de los medios cómo los trabajadores esenciales de primera fila sufrían en carne propia las consecuencias laborales negativas de la crisis. Los videos en las redes y la televisión mostraban los rostros de enfermeras y doctores marcados por las máscaras personales de protección, acompañados de lágrimas de incertidumbre, impotencia y desesperación.

En Nueva York, el epicentro de la pandemia ha duplicado o tal vez triplicado la carga de pacientes hospitalizados en proporción a la cantidad de trabajadores de la salud disponibles. Las jornadas de horas de trabajo de paramédicos, enfermeras, doctores y otro personal de salud parecen sobrepasar niveles nunca vistos en el sistema de salud de los EUA. Esperamos que, a pesar de las circunstancias extremas típicas de un desastre, la cantidad de horas de trabajo de los doctores en programas de residencias médicas continúen protegidas bajo la ley de Libby Zion.

Nos llamó mucho la atención un video, en el cual la Dra. Jessica Gold, asistente del profesor de la Universidad Washington en St. Louis, Missouri, hablaba a través de la página Medpage.com, sobre daño moral o *moral injury* como se le conoce en inglés. La doctora comparte un mensaje enviado por su amigo, el Dr. Craig Spencer, quien trabaja en la emergencia de un hospital de Nueva York. Dolor, soledad y muerte describen las horas terribles sufridas por este galeno. El llamado constante y recurrente por las bocinas del hospital alertando que otro paciente tuvo un paro cardiaco, tener que decidir qué paciente tratar primero para evitar su muerte, son solo un par de ejemplos de los tantos compartidos y que ilustran lo susceptible y tristemente desgarrador que debe ser para un médico, que se ha formado para salvar vidas, asimilar esta devastadora experiencia. Esta cruda realidad no es exclusiva de los Estados Unidos, ya que la misma se extiende al personal de salud de casi todos los países del mundo, países como China, España, Italia, Irán, Ecuador y la República Dominicana, también se han visto severamente afectados por esta crisis humanitaria.

El domingo 26 de abril del presente año, la Dra. Lorna Breen, encargada del departamento de emergencia del Allen Pavilion del Hospital Presbiteriano en Nueva York, luego de luchar contra le enfermedad COVID-19, optó por la muerte auto infligida. Dos días antes, en el condado de Queens, Nueva York, un paramédico, también se quitó la vida. Ambas tragedias ponen en evidencia la gran carga de estrés emocional que enfrentan los trabajadores de la salud al lidiar con esta enfermedad que afecta todo el globo terráqueo.

Daño moral es un término jurídico-legal que en este contexto se refiere a circunstancias traumáticas y estresantes en las cuales una persona es forzada o realiza un acto, falla en prevenirlo o experimenta un evento que contradice profundamente sus creencias y expectativas morales. El daño se refleja en las secuelas que sobrevienen luego de exponerse a los eventos y se experimenta con un nivel de estrés psicológico, de conducta, social y espiritual significativo. Esto ocurre generalmente cuando a alguien se coloca en una coyuntura donde tiene que actuar o ser testigo de conductas en contra de sus valores éticos y morales. (www.ptsd.va.gov, www.menteforense.com). Situaciones que demuestran cómo ocurriría el daño moral serían las siguientes, solo por mencionar dos ejemplos, cuando un soldado debe matar a su enemigo durante la guerra o el trabajador de la salud tiene que dejar morir a sus pacientes por falta de medicamentos o escasez de equipos médicos. Culpa, vergüenza y tracción son el terreno de reacción y pensamiento primordiales para las huellas psicológicas en las mentes de los individuos víctimas del daño moral.

El daño moral no debe ser confundido o mal utilizado como sinónimo de los términos desgaste o agotamiento laboral, conocidos como *burnout* en inglés, ya que este último infiere que el problema está en la persona que lo padece y no en el sistema victimario, lo cual desvirtúa la perspectiva del origen del problema y, por ende, desvía el enfoque de la solución. (Wendy Dean, MD Fed Pract. 2019; 36(9): 400–402).

Existen instrumentos diagnósticos para medir el daño moral como el cuestionario de 20 preguntas de daño moral (20-item Moral Injury Questionnaire (MIQ, 18) y la escala de eventos de daño moral (The 9-item Moral Injury Events Scale, MIES, 20).

El sistema de salud de Mount Sinaí en la ciudad de Nueva York ha estado heroicamente dándole apoyo a su personal de salud. El grupo de apoyo encontró tres prioridades centrales para mantener el bienestar de su personal durante la pandemia que son: satisfacer las necesidades básicas diarias, aumentar la comunicación de mensajes actualizados, confiables y reconfortantes, y desarrollar opciones de apoyo psicológico y de salud mental robustos. (Jonathan Ripp, Acad Med. 2020).

Tratar el daño moral en trabajadores de salud puede ser un reto, ya que estos pacientes pueden sentir vergüenza, creerse culpables y sentir temor a ser juzgados por el proveedor de salud mental. Los estudios de investigación han encontrado que el mismo tratamiento efectivo para desorden del estrés post traumático, como terapia de exposición prolongada, terapia de procesamiento cognitivo puede ser efectivo para los pacientes con daño moral. (Sonya B. Norman, PhD).

La asociación americana de medicina (AMA) recomienda las siguientes formas para los médicos combatir el stress durante esta pandemia COVID-19:

- Ponerles atención a sus necesidades básicas como comer, tomar agua, seguridad y suficiente sueño.

- Vigilar las horas de trabajo, asegurándose de tomar tiempo de descanso. Del mismo modo, el sistema de salud debe asegurarse de que esto suceda.

- Compartir recursos de apoyo de salud mental.

- El liderazgo del país debe mostrar compasión y empatía acerca de lo que es estar al frente de esta crisis y reconocer las preocupaciones y temores de los médicos.

- Distribuir la carga de trabajo efectivamente y mantener una cultura de bienestar, dándose apoyo moral mutuamente.

Por último, es importante que el personal de salud esté alerta y bien concienciado sobre la existencia del daño moral, su potencial traumático y las repercusiones negativas para la salud mental. Así mismo, es fundamental que comprenda los aspectos más relevantes del daño moral en su ambiente laboral, dentro del marco de la pandemia COVID-19, de tal forma que sea capaz de identificarlos a tiempo, en sí mismos y en sus colegas, para prevenirlo o buscar ayuda inmediata y tratamiento, cuantas veces sea necesario.

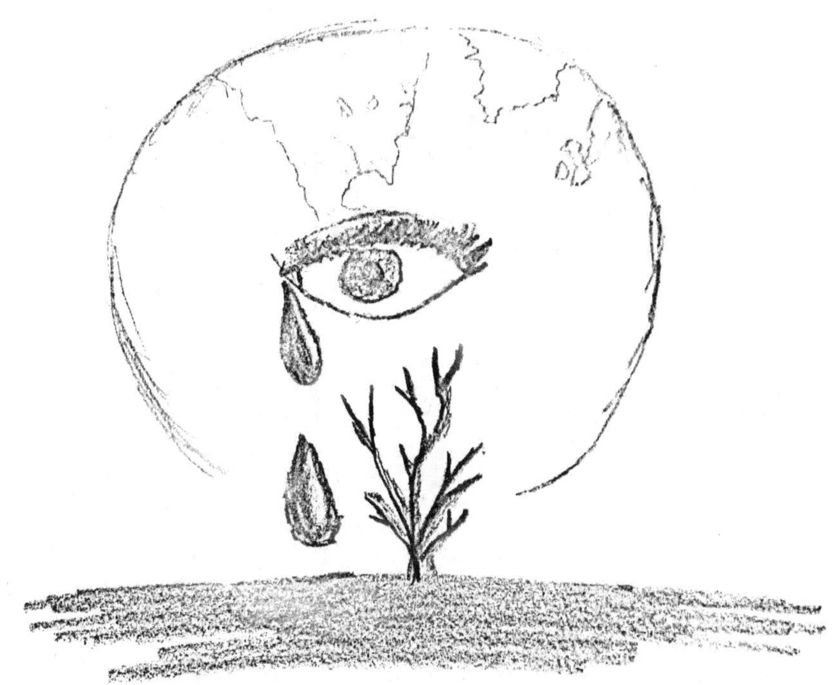

CAPÍTULO II:

Enfermedades Psiquiátricas

Las emergencias psiquiátricas
Situaciones de riesgo de muerte inminente

El tema de emergencias psiquiátricas probablemente lleve a la mente del lector imágenes usualmente presentadas por los medios de comunicación, en las cuales un individuo con trastorno mental amenaza con suicidarse desde un lugar bien alto como un edificio o un puente, mientras las autoridades con la ayuda de profesionales del servicio del orden y la salud mental intentan salvarlo. Sin embargo, las emergencias psiquiatras son frecuentes, pero no siempre causadas por una enfermedad mental. Estas emergencias requieren una acción sin demora para salvar la vida del paciente o los demás de un peligro mortal y otras serias consecuencias. (Dtsch Arztebl Int., 2011).

Aproximadamente 4.3 millones de visitas al departamento de emergencia relacionadas con psiquiatría ocurrieron en Estados Unidos en el año 2000. Esto representa una tasa anual de 21 visitas por cada mil adultos (Acad Emerg Med. 2004).

En New York hubo un incremento significativo de visitas a los servicios de emergencia psiquiátricas entre el año 1976 y 1988, estimándose que en el Estado de New York se realizan cada año aproximadamente ciento treinta y cinco mil evaluaciones psiquiátricas de emergencia (Dawes SS University of Albany, 1995).

Uno de cada seis pacientes que han recibido atención en un servicio de emergencias por intento de suicidio se suicida en los cinco años posteriores o mueren en condiciones accidentales. El suicidio y las conductas autodestructivas representan el 15 % de las emergencias psiquiátricas.

Una emergencia psiquiátrica es un disturbio de la conducta, pensamiento o ánimo del paciente, el cual si no es tratado a tiempo pudiera causar daños al individuo o a terceros. Así que la definición de emergencia psiquiátrica difiere de la emergencia médica en que, en la psiquiátrica se toma en cuenta el peligro o riesgo de daños a la sociedad (Medical E, Psych E, Col S Sudarsanan, 2014).

De igual manera, una urgencia psiquiátrica es diferente a una emergencia psiquiátrica. En las urgencias, aun teniendo estas características parecidas a las emergencias, el riesgo y peligro no es tan inminente y la necesidad de intervención puede retrasarse por un periodo de tiempo corto.

Los motivos de emergencias psiquiátricas más comunes abarcan pacientes suicidas, agitados, violentos con excitación psicomotora por trastornos psicóticos o afectivos agudos o agudizados, trastornos de angustia como los ataques de pánico, *delirium* debido a condiciones médicas de peligro, síndrome de serotonina, síndrome neuroléptico maligno, sobredosis de medicamentos, intoxicaciones, sobredosis o síndrome de retiro de sustancias adictivas legales o ilegales, violaciones sexuales y desórdenes de la personalidad.

La conducta de los pacientes en emergencias psiquiátricas es impredecible. En el primer contacto de un paciente tenso y agresivo sería ideal contar siempre con un equipo entrenado de enfermeras, oficiales de seguridad u otro profesional de la salud mental capacitado. En estos casos, es deber de todo examinador estar alerta y procurar su propia seguridad e integridad física primero. Si el paciente se rehúsa o no tiene las condiciones de dar información confiable, debemos obtener la información documentada en los récords médicos la cual en la mayoría de los casos es facilitada por paramédicos, policías, enfermeras, acompañantes, amigos y familiares del paciente.

El lugar de evaluación debe ser el más amplio disponible, no debe tener elementos contundentes, cerrojo interior e idealmente debe tener un timbre de seguridad y/o botón de alarma o pánico. Así mismo, se procurará que el lugar sea confortable y silencioso. Dentro de lo posible, es importante comunicarle al paciente sobre su crisis transitoria y en la necesidad de ayuda que se encuentra.

En una situación de emergencia psiquiátrica el paciente no debe permanecer solo en ningún momento. El médico tiene que ponerse en contacto con el paciente, establecer una conversación y obtener la información de una manera rápida y estructurada. Debe tomar en cuenta detalles del ambiente físico alrededor del afectado y de presentación del paciente tales como vestimenta, olor, higiene, tipo del lenguaje, tono de voz, actividad psicomotriz, impulsividad, signos de intoxicación por sustancias, amenazas verbales o no verbales, contenido del pensamiento, ideas de delirio, naturaleza de las ideas, intenciones y planes de suicidio u homicidio, estado de alerta y orientación.

Dependiendo del cuadro clínico que presente el paciente, una evaluación médica y neurológica, exámenes de sangre y orina pudieran ser necesarios para descartar o incluir causas "orgánicas" o de uso de sustancias. Particularmente, cuando el diagnóstico no está muy claro se puede recurrir a otras herramientas como tomografía computarizada, resonancia magnética y otros estudios de laboratorio.

El abordaje de intervención y tratamiento del paciente en situaciones de emergencia psiquiátrica es complejo. Después de que hayan fracasado el resto de las medidas alternativas, como el abordaje o contención verbal, las medidas ambientales, de conducta y la contención farmacológica, la contención mecánica es un recurso terapéutico que se utiliza en situaciones extremas para controlar conductas que suponen alto riesgo para el propio paciente, para otros pacientes y profesionales de la salud. Dentro de este grupo de pacientes están aquellos que presentan un cuadro de agitación, confusión, de *delirium*, suicidas, homicidas o en enfermos que tengan el nivel de consciencia alterado.

El personal médico y psiquiátrico deberá tener un buen ojo clínico y decisión firme en los casos que ameriten intervención de tratamiento agudo e internamiento involuntario para no dejarse persuadir por el paciente, amigos o miembros de la familia, quienes pudieran solicitar de alta a petición en contra del consejo médico.

La elección de tratamiento farmacológico y vía de administración de medicamentos dependerá de la gravedad del cuadro clínico de presentación, la historia y diagnósticos relacionados con la culminación de la emergencia psiquiátrica.

De manera general los medicamentos más usados son los antipsicóticos como el haloperidol, clorpromazina, ziprazidona, aripripazol, olanzapina, asenapina y las benzodiazepinas como el lorazepam, diazepam, clozapepam, clordiazepoxido, entre otros. Ambos grupos de medicamentos se utilizan solos o combinados dependiendo el caso. La vía de administración parenteral más frecuente es la intramuscular. Las vías endovenosa y oral también se utilizan en escenarios que lo ameritan.

Si quieres ayudarte o sabes de alguna persona que esté en una posible situación de emergencia o urgencia psiquiátrica, favor de buscar ayuda con una o varias de las siguientes opciones: hable con su médico o profesional de la salud mental primario o de turno, llame al 911, 1- 800 -Lifenet o 1-800-Ayudese, diríjase usted o apoye y asista al afectado tratando de llevarlo a la sala de emergencia médica o psiquiátrica más cercana, siempre considerando la necesidad de presencia policial o de oficiales de seguridad de acuerdo a la gravedad de la situación.

Para obtener información acerca de las enfermedades mentales: 1-866-615- NIMH (6464) (la llamada es gratuita para quien vive en los Estados Unidos)

Correo electrónico: nimhinfo@nih.gov, Sitio web: http://www.nimh.nih.gov.

El estigma social de las enfermedades mentales
Cicatrices indelebles de la ignorancia

El Instituto Nacional de Enfermedad Mental (NIMH) de U.S. estima que aproximadamente el 26.2 % de la población de 18 años o más de Estados Unidos sufre de un desorden mental diagnosticable lo cual se traduce como uno de cada cuatro adultos y representa casi 58 millones de personas. A pesar de lo común de las enfermedades mentales, tanto en Estados Unidos como en el resto del mundo, el estigma social asociado a las enfermedades mentales todavía deja huellas negativas imborrables en los afectados.

Las personas con enfermedad mental sufren, además de las discapacidades y dificultades de integración derivadas directamente de la enfermedad, las consecuencias del desconocimiento social que existe hacia las enfermedades mentales y quienes las padecen. Este prejuicio social determina y amplifica, en muchos casos, las dificultades de integración social y laboral de estas personas. Las actitudes sociales de rechazo hacia estas personas y la consecuencia de una imagen social negativa pueden levantar barreras sociales adicionales que aumentan su riesgo de aislamiento y marginación (Muñoz, 2009).

La falta de educación y de concientización de la población acerca de lo que son las enfermedades mentales, su etiología y tratamiento nos explican por qué todavía se discrimina directa o indirectamente a una persona solo por el hecho de padecer de un desorden mental.

Cada día vemos cómo los individuos temen y se niegan a buscar ayuda cuando tienen algún síntoma de enfermedad mental solo por el temor de no ser etiquetados como enfermos mentales, lo cual podría, entre otras cosas, provocar pérdida del empleo o la oportunidad de futuros empleos, inaccesibilidad a posiciones importantes en la sociedad, rechazo de amigos o familiares, entre muchas otras.

Muchas figuras públicas de la sociedad como políticos, actores, animadores de televisión, deportistas se atreven, y muchas veces con mucho orgullo, a publicar cómo ellos o alguien en su familia han sido diagnosticados de cáncer, diabetes, HIV positivo, no obstante, son muy pocos los que informan al público sobre su padecimiento de enfermedades como desorden bipolar afectivo, uso de drogas, esquizofrenia, anorexia nerviosa, entre otras. Esta diferencia obviamente está vinculada por un lado, a la percepción errónea por falta de educación acerca de las enfermedades mentales y por otro lado, a la cruda realidad de los estigmas sociales que repercuten desfavorablemente en los enfermos mentales en este momento histórico de la humanidad.

Consideramos importante tener presente algunos puntos interesantes para no seguir perpetuando la injusticia e ignorancia que encierran estos estigmas sociales:

- Los desórdenes mentales al igual que las enfermedades llamadas tradicionalmente como "orgánicas" como por ejemplo la diabetes, presión alta o asma son provocadas por causas tanto genéticas como ambientales y quienes las sufren no tienen la culpa, quieren o merecen padecerlas.

- En ese mismo orden, así como no consideramos menos importante o capaz a alguien quien sufre de ulcera péptica o una enfermedad renal, del mismo modo debemos evitar pensarlo de un enfermo mental.

- Otro punto importante sería dejar de usar adjetivos despectivos como "loco", "retardado", "idiota", cuando nos referimos a los enfermos mentales y evitar acusarlos como responsables de los síntomas que padecen como consecuencia de la enfermedad. De la misma forma que somos incapaces de acusar a un niño cuando tiene dolor de estómago por gastritis, a una persona con migraña por tener dolor de cabeza o a una persona con cáncer por bajar de peso, de la misma manera debemos evitar juzgar o menospreciar a un individuo que se siente triste o irritable por padecer depresión.

Por último, no podemos dejar de mencionar a los medios de comunicación, los cuales son responsables de una gran cuota de los estigmas sociales y deberían ser más cuidadosos cuando presentan a los enfermos mentales como individuos impredecibles, violentos, peligrosos o delincuentes.

En conclusión, todos debemos unirnos en un esfuerzo por educarnos respecto a las enfermedades que afectan nuestro cerebro, hacernos más sensibles ante ellas y menos ignorantes al juzgar a quienes la padecen. De esta forma podremos forjar una sociedad de menos discriminación, mucho más justa y equitativa para todos los enfermos mentales.

Para obtener información acerca de la enfermedad bipolar y otras enfermedades mentales: 1-866-615-NIMH (6464) (la llamada es gratuita para quien vive en los Estados Unidos) Correo electrónico: nimhinfo@nih.gov, Sitio web: http://www.nimh.nih.gov.

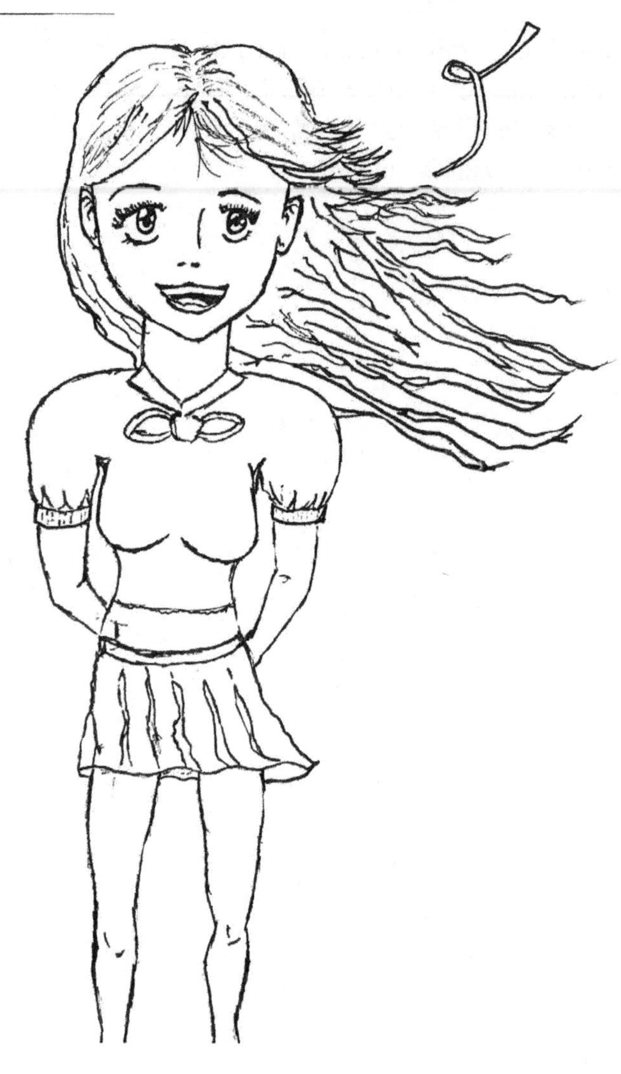

Las enfermedades mentales y la familia

Conocimiento vs. Ignorancia

Un gran número de personas son afectadas cada día por alguna enfermedad mental en todo el mundo. Los padecimientos son muy variados y podrían ir desde un niño con déficit de la atención e hiperactividad, un adolescente esclavo del alcohol o sustancias ilícitas, hasta un anciano con enfermedad de Alzheimer.

Muchas veces son los familiares de los enfermos mentales los que sufren igual o tal vez más que los afectados, ya que sobre ellos recae la responsabilidad de mantener un ambiente familiar estable y de apoyo incondicional que al menos sirva de portero guardián de las amenazas de recaídas y/o progreso natural de los trastornos de la conducta. Frecuentemente son ellos, los encargados de vigilar a tiempo completo las actividades cotidianas que realizan a diario como son la higiene personal, educación, alimentación, finanzas y hasta la recreación del miembro de la familia con retos mentales.

Hasta ahora, eso ocurriría de igual forma en el caso de existir alguien en la familia sufriendo de una enfermedad orgánica como por ejemplo diabetes, cáncer terminal, esclerosis múltiple y miastenia gravis. Sin embargo, en las enfermedades mentales, especialmente aquellas que se manifiestan con acciones exageradamente inapropiadas que podrían poner en peligro vidas humanas y la reputación familiar, existe además el factor negativo sobreañadido el cual encierra el estigma social de tener un familiar al cual las personas llaman erróneamente "loco" o "loca".

Así también, sabemos que, en algunas enfermedades mentales, como por ejemplo la esquizofrenia, enfermedad bipolar, abuso de alcohol y drogas ilícitas, en la mayoría de los casos el buen juicio y la capacidad de tomar decisiones apropiadas están comprometidos, lo cual conlleva a una negación de la enfermedad y por ende a un rechazo parcial o total de tratamiento y/o de cualquier ayuda aportada por los familiares.

Frente a la realidad de lidiar con la vergüenza y la frustración de lo que para ellos es inexplicable, nacen sentimientos de culpabilidad, desesperanza e impotencia que los llevan a aferrarse a creencias populares llenas de supersticiones e ignorancia.

A pesar de los avances de la ciencia y la propaganda educativa sobre la etiología biológica y ambiental de las enfermedades mentales, todavía en las familias hispanas es muy común que se piense que las enfermedades mentales son un castigo de Dios, el efecto de una brujería o simplemente una predilección de conducta aprendida en las calles o copiada de algún amigo.

Doris Santos (nombre ficticio) es una mujer hispana de 32 años de edad nacida en República Dominicana quien actualmente vive en El Bronx y trabaja para una prestigiosa cadena de hoteles en Nueva York. Ella constantemente acusaba a su único hijo de 8 años de edad de ser un haragán como la familia de su padre, porque presentaba dificultad para levantarse temprano en las mañanas para ir a la escuela. Ella expresa que se sintió culpable y muy mal cuando meses más tarde su niño fue diagnosticado con depresión.

Tanto ella como nosotros estamos convencidos de que ninguna madre acusaría a su hijo de tener fiebre o toser a medianoche cuando tiene comienzo de bronquitis, sin embargo, en este caso el hijo de DS estaba siendo acusado de holgazán sin tener la culpa del funcionamiento inadecuado de su cerebro. Una de las formas que emplea el cerebro para manifestar cuando está enfermo de depresión, es mediante cambios en la conducta, así como el pulmón lo haría con fiebre y tos si estuviera afectado con bronquitis o neumonía.

El caso de Doris Santos nos demuestra la falta de educación que existe en los familiares de enfermos mentales y la población en general. Por suerte, existen organizaciones como National Alliance for the Mentally ill (NAMI) que brinda educación y apoyo a nivel nacional a los enfermos mentales y sus familiares.

Consideramos que todos somos responsables de educar a la sociedad acerca de la realidad de la enfermedad mental para contribuir a erradicar el estigma, la ignorancia y la discriminación injusta aún vigentes y así donar alivio y tranquilidad no solo a los enfermos, sino también a sus protectores más cercanos: sus familiares.

Desórdenes de la personalidad

Un arcoíris de acciones en cada individuo

Una gran parte de la población desconoce de los desórdenes de la personalidad, en especial aquellas personas ajenas al mundo de la medicina. Más aun, nos atreveríamos a decir, que son muchos quienes ni siquiera se imaginan que existe un diagnóstico psiquiátrico bajo el nombre de desorden de la personalidad. Debido a que estos patrones desviados de la personalidad llevan al individuo a cierto grado significativo de estrés e infelicidad y por su relación clínica con otras enfermedades mentales, consideramos oportuno esfuminar con ideas este tema, para así extraer la luz de información necesaria que nos permita apreciar los diversos matices enmarcados en el amplio arcoíris de la personalidad humana.

El manual diagnóstico y estadístico de psiquiatría (DSM-IV-TR) (siglas en inglés) define los desórdenes de la personalidad como patrones de experiencia interna y de conducta que se desvían marcadamente de las expectativas culturales del individuo. Estos patrones se manifiestan en dos o más de las siguientes áreas: en lo cognitivo (es decir la forma de percibir e interpretar las personas, los eventos y a sí mismo), en lo afectivo, en las relaciones interpersonales y en el control del impulso. Otros criterios que encontramos en el manual para estos desordenes son: dichas características le causan disfunción al individuo en lo social, en el trabajo y en cualquier otra área importante de su vida. Además, los patrones de conductas son estables, de larga duración y aparecen en la adolescencia o en la adultez temprana.

Los tipos de desórdenes de personalidad han sido clasificados en grupo A, B y C de acuerdo a sus particularidades más prominentes. Así tenemos que en el grupo A están aquellos tipos de personalidades caracterizados por ser casi siempre sospechosos sin tener motivo alguno, carecer de confianza en los demás, guardar rencor, percibir un ataque ante cualquier comentario, tener recurrencia de sospecha sin justificación acerca de infidelidad de parte de su pareja, etc. En este grupo tenemos los desórdenes de la personalidad paranoide, esquizotípica y esquizoide.

En este mismo orden, en el grupo B están aquellos individuos con patrones caracterizados por poco respeto a los derechos de los demás, violación de la ley y a las normas sociales; inestabilidad en las relaciones interpersonales, la imagen propia, el manejo del afecto y control del impulso, deseos de llamar la atención, necesidad de admiración, sensación de grandeza e importancia. Podríamos mencionar como ejemplo en este grupo los desórdenes de personalidad antisocial, conocidos a veces como sociópatas, de personalidad "*borderline*", de personalidad narcisista y, por último, de personalidad histrionisa.

En el grupo C están los individuos con patrones de inhibición social, hipersensibilidad a evaluaciones negativas, características sumisas, miedo a la separación de las personas, excesiva necesidad de los demás, preocupación exagerada con el orden y la perfección. Aquí tenemos los desórdenes de personalidad dependiente, obsesivo-compulsivo y "*avoidant*".

Por último, quisiera volver a hacer énfasis respecto a lo aludido al inicio, de que estamos frente a un verdadero desorden de la personalidad cuando estos patrones ya causan una disfunción significativa en el individuo haciéndose rígidos y prominentes. Además, debemos saber que todos tenemos un poco de cada uno de los patrones descritos anteriormente en cada grupo de los desórdenes de la personalidad. Por esta razón, algunos autores hablan de estilos de personalidades en personas sin ningún tipo de trastorno de la personalidad. Otro dato importante es, que no debemos confundir estos desórdenes con los desórdenes de identidad disociativa, tradicionalmente conocidos como desórdenes de personalidad múltiple.

Para finalizar, los desórdenes de la personalidad son egosintónicos, es decir, los individuos casi nunca están conscientes de tener algún desorden y por esto rara vez buscan ayuda profesional por esta causa. Nosotros esperamos en otras ocasiones, poder profundizar más en cada tipo de desorden y estamos seguros de que para entonces nos identificaremos aún más con algún tipo de desorden y veremos en cada tipo a un vecino, un jefe, un padre, un famoso, un hijo, a una esposa o a un amigo.

La depresión
La máscara triste detrás del suicidio

Los desórdenes del estado del ánimo o afectivo como la depresión siguen siendo un problema de salud pública muy significativo. Cada año, en USA el 9.5 % de la población sufre de depresión, lo que representa aproximadamente 18.8 millones de adultos, de acuerdo con el boletín de depresión del Instituto Nacional de Salud Mental (NIMH), el cual tiene como referencia un artículo publicado en 1990. La depresión afecta a una de cada ocho personas en Estados Unidos, lo cual representa un elevado costo económico y de sufrimiento humano. No cabe duda de que estos datos estadísticos son preocupantes, pero resulta todavía más alarmante el saber que de cada cien personas con depresión severa, quince mueren por suicidio. Consideramos importante que nos acompañen en este viaje de salud en el cual, conoceremos un poco más acerca del triste disfraz que viste los casos de muerte voluntaria.

La depresión afecta más a las mujeres, a solteros, a divorciados y ocurre más frecuentemente entre los veinte y treinta años, aunque también podría aparecer durante la niñez. Una de las cosas más preocupantes es que muy pocos buscan ayudan y en muchos casos desconocen que la depresión es tratable.

La depresión es una enfermedad del cerebro que afecta la conducta de las personas que la padecen y no es una tristeza pasajera durante situación difícil o de luto, ni una elección voluntaria o una desgracia que acompaña a los individuos. La depresión tampoco es una muestra de debilidad o flojera, el resultado de un hechizo o un castigo divino.

En el origen de la depresión juegan un rol importante factores biológicos, genéticos y psicosociales. Dentro de los factores biológicos se mencionan el papel de las aminas biógenas como la serotonina, la epinefrina y la dopamina y también la alteración en la regulación endocrina y neuroinmune. Asimismo, existe evidencia de predisposición genética para la depresión de acuerdo con estudios realizados en gemelos y niños adoptados. En ese mismo orden, la pérdida de uno de los padres antes de los 11 años, así como también la pérdida de un esposo o esposa son factores psicosociales estresantes de significancia estadística, entre otros.

Existen varios tipos de desórdenes afectivos o del estado del ánimo que se manifiestan como depresión. No obstante, para hablar de depresión mayor o unipolar, es necesario, sin nunca haber presentado un episodio maniaco o hipomaniaco y sin ser provocado por uso de sustancias, padecer por un periodo mínimo de dos semanas, cinco o más de los siguientes síntomas: ánimo triste o vacío, pensamientos de desesperanza, pesimismo, culpabilidad o desamparo e inutilidad, pérdida de interés o placer, baja energía o fatiga, dificultad de concentración, pérdida o aumento del sueño, pérdida o aumento del apetito, pensamientos de suicidio o muerte, inquietud, irritabilidad y síntomas físicos.

El tratamiento de la depresión puede ser con medicamentos y/o con psicoterapia siendo la combinación de ambos superior a una sola intervención. Los medicamentos antidepresivos no causan dependencia como muchas personas piensan.

Así como ocurriría con el uso de drogas ilícitas y el alcohol, existen remedios caseros o naturales que podrían afectar el tratamiento de la depresión y provocar efectos adversos muy serios como podría ocurrir por ejemplo en el caso de tomar inhibidores de la recaptación de serotonina (fluoxetina, sertralina, paroxetina) conjuntamente con el té de la yerba de San Juan, el cual es un remedio natural muy conocido para mejorar la depresión. De aquí la importancia de comunicarle a su médico sobre cualquier sustancia o medicamentos que usted esté tomando antes de comenzar el tratamiento farmacológico para la depresión. Los medicamentos para la depresión podrían causar diversos efectos adversos pasajeros y casi siempre muy leves. Los antidepresivos tardan de una a dos semanas para lograr un efecto adecuado. Se recomienda un periodo mínimo de tratamiento con medicamentos y/o psicoterapia de seis meses a un año y medio para disminuir recaídas por depresión.

Algunas medidas para ayudarse uno mismo cuando se padece depresión son: tener metas realistas, hablar con alguien, hacer ejercicios livianos, participar en actividades recreativas, posponer decisiones importantes, mantener patrones de pensamientos positivos y dejarse ayudar por alguien.

La depresión postparto

Angustioso nacer de vulnerabilidad hormonal

La Depresión postparto es una enfermedad mental seria que involucra el cerebro. Se estima que alrededor de 7 a 13 % de las mujeres en postparto son afectadas por este desorden mental (NIMH). Sin embargo, se cree que esta cifra es mayor, ya que, como muchas otras enfermedades mentales, la depresión perinatal frecuentemente no es reconocida y tratada a tiempo. Consideramos, pues, que es de suma importancia orientar a la población sobre esta condición agobiante para madres y familias susceptibles.

La depresión postparto es una condición más allá de sentirse nostálgico o sin ánimo. Se le conoce también como depresión post natal, depresión maternal o depresión perinatal. No debe confundirse con "Tristeza de Bebé" en inglés *"Baby blues"*, una variante leve y pasajera de depresión caracterizada por tristeza, problemas con el sueño, dificultad para concentrarse, preocupación y cambios emocionales, la cual ocurre en aproximadamente 70 a 80 % de las madres primerizas. Aparece generalmente entre el cuarto a quinto día de dar a luz y desaparece dentro de los 14 días luego del parto. La depresión postparto afecta también a los hombres, pero en menor proporción sobre todo en los casos de primer hijo.

La depresión postparto puede atacar a cualquier mujer independiente-mente de su edad, raza, cultura y educación, afecta por igual a madres de bebés sanos o enfermos, a las que dan el seno o no, casada o solteras, con problemas o sin problemas durante el embarazo.

Existen factores de riesgo para padecer depresión postparto dentro de los que se destacan historia de depresión o enfermedad bipolar, uso o abuso de alcohol y drogas, problemas financieros o de relación de pareja, historia familiar de trastornos afectivos, poco apoyo social, madres solteras, baja autoestima, embarazo anterior con depresión postparto, embarazo no deseado, no dar leche materna al bebé, nivel socioeconómico bajo, niños con temperamentos difíciles, fumar cigarrillos, disminución de los niveles de oxitocina, entre otros.

Los síntomas de depresión postparto pueden aparecer desde el mismo momento del parto o en cualquier momento durante el primer año después del parto. Los síntomas comunes de la depresión postparto incluyen sentimientos de tristeza, ansiedad o preocuparse demasiado, irritabilidad o mal humor, no dormir aun cuando está cansada o dormir demasiado, pérdida de interés en cuidarse a sí misma, poco o mucho apetito, llorar frecuentemente por cualquier cosa, exagerada o poca preocupación por él bebé, pérdida de placer o interés en cosas que antes disfrutaba.

Debemos señalar que un porcentaje menor de mujeres sufren de una depresión postparto más severa conocida como psicosis de postparto la cual se manifiesta con confusión extrema, insomnio, imposibilidad para dormir, pérdida del apetito, paranoia, alucinaciones visuales y auditivas (ver cosas u oír voces que otros no pueden ver u oír), pensamientos de muerte o ideas suicidas, ideas o plan de querer hacer daño o matar al bebé.

Esta condición es una emergencia psiquiátrica y necesita intervención médica inmediata.

La evaluación y el tratamiento de la depresión postparto encierra una evaluación médica completa incluyendo pruebas de sangre y orina para descartar causas "orgánicas o fisiológicas", psicoterapia, grupos de apoyo y medicamentos psicotrópicos como los antidepresivos.

Se recomienda para la depresión postparto hablar o buscar ayuda en familiares y amigos, unirse a un grupo de apoyo cercano si existe en su comunidad, consultar un profesional médico o de la salud mental, enfocarse en su bienestar y el bienestar del bebé comiendo comidas sanas, estableciendo una dieta balanceada, realizando ejercicios, evitando el uso de alcohol, café y cigarrillos y cumpliendo con el tratamiento recomendado por su médico y/o psiquiatra.

Postpartum Support International.

Phone: 800-944-4PPD (800-944-4773)

Internet address: http:// www.postpartum.net

Para información acerca de tratamiento, grupos de apoyo y recursos en los Estados Unidos y 25 otros países. Postpartum Education for Parents.

Phone: 805-967-7636 / Internet address: http://www.sbpep.org

Una línea de apoyo de 24 horas está disponible para apoyo personal, desde el cuidado básico infantil hasta la tristeza de bebé, y otros temas perinatales. (Esta puede ser llamada de Larga Distancia.)

1-800-311-BABY (1-800-311-2229)

(In Spanish: 800-504-7081) Para información acerca de servicios prenatal en su comunidad.

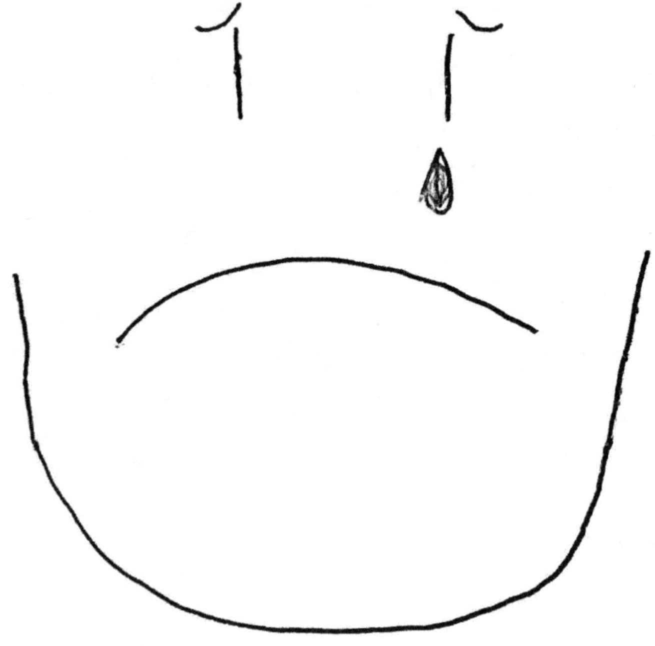

La depresión inducida por el alcohol
Tristeza embriagada de alegría ficticia

Los lectores se preguntarán si el uso de alcohol puede causar depresión o si la depresión puede llevar al abuso del alcohol. Ambos casos son ciertos. No obstante, en muchos casos nos encontramos con el dilema clínico de qué fue primero: el huevo o la gallina. Consideramos de suma importancia orientar a la comunidad hispana en Estados Unidos sobre este tema, ya que aumenta cada día el número de individuos quienes frecuentemente tratan de embriagar su tristeza con alegría ficticia patrocinada por el alcohol.

La coexistencia de trastornos del ánimo y la adicción a sustancias son dominantes entre la población de los Estados Unidos *(Journal of Clinical Psychiatry, 2006)*. Para la mayoría de los adultos, el consumo moderado de alcohol no es probablemente perjudicial. Sin embargo, cerca de 18 millones de adultos estadounidenses tienen un trastorno por consumo de alcohol. Esto significa que su consumo provoque angustia y daño *(Instituto Nacional sobre el Abuso de Alcohol y Alcoholismo)*. Cerca de 88,000 personas (62,000 hombres y 26,000 mujeres) mueren por causas relacionadas al alcohol anualmente, siendo el uso del alcohol la cuarta causa de muerte prevenible en Estados Unidos. En el 2014, 31% de las muertes de accidentes de tránsito fueron re-lacionadas con el alcohol. (National Center for Statistics and Analysis, 2015). El 80% de alcohólicos presenta síntomas depresivos. Las probabilidades de suicidio en alcohólicos son entre 9 a 22 veces mayores que en personas no alcohólicas, siendo los alcohólicos más violentos y más propensos a intentos recurrentes en períodos más cortos de tiempo.

El consumo moderado del alcohol, que de acuerdo con Dietary Guidelines for Americans, se define como ingesta de una bebida por día para mujeres y hasta dos bebidas alcohólicas en hombres. Se ha promovido como beneficioso para la salud ya que disminuye el riesgo de mortalidad por problemas cardiacos, accidentes cerebrovasculares isquémicos y la diabetes. Sin embargo, tenemos el reto de hacerle entender a la población que el uso de alcohol aun siendo moderado y en cierta forma no perjudicial para la salud, no es beneficioso para todo el mundo y puede ser dañino para aquellos con predisposición genética de alcoholismo, ciertas condiciones médicas y quienes están usando medicamentos para condiciones médicas y/o psiquiátricas.

Los adolescentes con desorden de uso de alcohol están en un enorme riesgo de depresión mayor, sobre todo a edad más joven. Hay evidencias que sugieren que la asociación entre el uso de alcohol y la depresión es bidireccional, es decir que problemas del estado de ánimo como la depresión contribuyen a problemas de alcohol y viceversa. (Addiction. 2016, Curr Addict Rep. 2016).

En la clasificación diagnóstica psiquiátrica del manual estadístico y diagnóstico DSM-IV encontramos como trastornos psiquiátricos inducidos por el alcohol al delirium (por intoxicación y por abstinencia), demencia persistente, trastorno amnésico persistente, trastorno psicótico (con ideas delirantes o con alucinaciones), trastorno del estado de ánimo, trastorno de ansiedad, trastorno sexual y trastorno del sueño. La depresión inducida por el alcohol está dentro del grupo de los trastornos del estado de ánimo inducidos por el alcohol.

En la depresión inducida por el alcohol pudiéramos encontrar los síntomas clásicos de ambos desórdenes, historia de abuso o dependencia de alcohol y síntomas depresivos. Sin embargo, debemos distinguir entre depresión mayor que lleva al abuso y dependencia de alcohol o una depresión inducida por el alcohol, esta última desaparecía una vez la persona deje de usar alcohol y/o luego de recibir tratamiento exitoso para el trastorno. Los síntomas más frecuentes, además del desorden de uso, abuso o dependencia de alcohol, serían un estado de ánimo depresivo, disminución del interés para casi todas las actividades, trastornos del sueño y de la psicomotricidad, fatiga, sentimientos de inutilidad, baja capacidad para pensar, dificultad para concentrarse o decidir e ideas de autodestrucción o suicidas.

El alcohol afecta al sistema nervioso central y actúa como depresor, por eso disminuye la ansiedad, las inhibiciones y la tensión. Esto hace que la mayoría de los individuos piensen que el alcohol les hace bien cuando están ansiosos, ya que se sienten relajados y alegres por un corto periodo de tiempo. Muchos bebedores de alcohol buscan y encuentran en él un refugio para ocultar su depresión, sin tomar en cuenta que luego pudieran desarrollar una adicción difícil de controlar sin la ayuda adecuada de un profesional.

El tratamiento para la depresión inducida por el alcohol, dependiendo de los casos, muy a menudo se enfoca en psicoterapias individuales y de grupos como alcohólicos anónimos. Existen muchos casos de intoxicación y dependencia del alcohol acompañado de depresión en los cuales pudiera estar en riesgo la vida del paciente o terceros. Estos casos ameritan hospitalización con intervención aguda, uso de medicamentos para evitar complicaciones como las relacionadas con síndrome de retiro por el alcohol. El uso de ansiolíticos y antipsicóticos serviría de ayuda para estos cuadros clínicos. A nivel ambulatorio e intrahospitalario existen tratamientos con medicamentos tales como antidepresivos, disulfiram, naltrexona y benzodiacepinas. De manera general, el tratamiento persigue la remisión del trastorno de uso de alcohol y consecuentemente la desaparición de la depresión si esta es exclusivamente inducida por el uso. La depresión en alcohólicos tiene mejor pronóstico de mejora y en menor tiempo con solo la abstinencia.

Para finalizar, les recomendamos que busque ayuda a través de su médico primario, trabajador social, consejero de salud mental, psicólogo o psiquiatra en las siguientes situaciones, solo por mencionar las más comunes:

- Si se siente triste y no puede dejar de tomar alcohol o está ingiriendo más alcohol de lo planificado.
- Si presenta síntomas de síndrome de retiro del alcohol como sudoración, temblores, dolor de cabeza, irritabilidad en ausencia del alcohol o si necesita tomarse un trago en las mañanas para evitar estos síntomas.
- Si por el alcohol ha dejado de cumplir con sus responsabilidades cotidianas.
- Si tiene sentimientos de culpa por cosas que ha hecho o dejado de hacer debido a los efectos del alcohol.
- Pérdida de control de sus impulsos bajo la influencia del alcohol, problemas con la ley, conyugales, laborales, académicos o médicos asociados al uso o abuso del alcohol, ideas e intentos autolíticos o no querer estar vivos.

No olvide que frente a momentos difíciles de la vida o en caso de angustia o depresión, el alcohol no es parte de la solución, sino que añade un problema más, el cual puede ser la puerta hacia la perdición.

Para obtener información acerca de alcohol, la depresión y otras enfermedades mentales: 1-866-615- NIMH (6464) (la llamada es gratuita para quien vive en los Estados Unidos) Correo electrónico: nimhinfo@nih.gov, Sitio web: http://www.nimh.nih.gov.

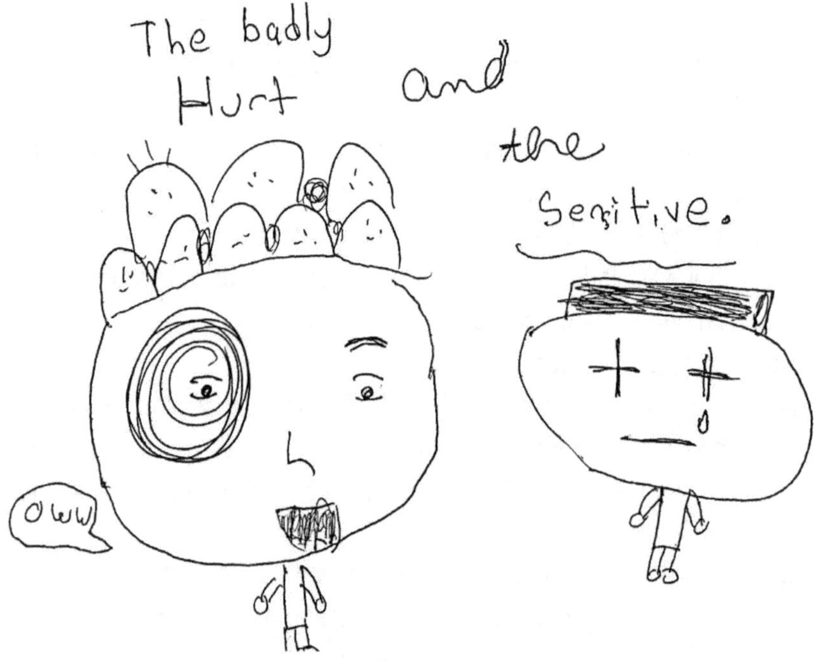

La enfermedad bipolar

La realidad anticipada de dos extremos

El desorden bipolar o enfermedad bipolar afectiva es una enfermedad con un impacto significativo en la sociedad debido a consecuencias tales como el suicidio y al hecho de representar pérdidas económicas por ausencia en el área de trabajo por periodos mayores a los ocurren en el caso de la depresión mayor (esto de acuerdo a estudio realizado por el Instituto Nacional de Salud Mental de Estados Unidos (NIHM)). Muchas personas desconocen exactamente cuál es su etiología, sintomatología, riesgos y tratamiento. Podemos observar cómo muchas veces alguien le dice al otro "tú eres como bipolar" para referirse a un individuo quien cambia rápido de estado de ánimo. También es usual que se utilice la palabra manía para indicar que una persona tiene conducta habitual o difícil de controlar en relación a un acto en particular. Por ejemplo "ese muchacho tiene una manía de tocar eso" o "tengo la manía de tocarme el pelo cuando hablo". En ambos ejemplos el uso de la palabra bipolar y manía es incorrecto, ya que la palabra bipolar se refiere a un trastorno o desorden psiquiátrico y la palabra manía a una de las fases de la enfermedad bipolar. Así pues, consideramos necesario navegar y sumergirnos dentro del conocimiento de los polos de esta realidad.

En relación con la etiología del trastorno bipolar, hoy día se sabe que existe predisposición genética para la enfermedad. Por ejemplo, si se tiene un familiar cercano con la condición se dice que existe al menos 25 veces más probabilidad de padecer el desorden que las personas que no tienen familiares afectados.

De acuerdo con el DSM-IV, el cual es el manual utilizado por los psiquiatras para diagnosticar los desórdenes mentales, existen dos tipos de enfermedades bipolares: enfermedad bipolar tipo I y enfermedad bipolar tipo II. La diferencia principal entre los dos tipos radica principalmente entre otras cosas, en el "combo" de episodios que presentan cada una. La enfermedad bipolar tipo I se caracteriza por al menos un episodio de manía sin que necesariamente se haya tenido un episodio de depresión mayor o la presencia de ambos (al menos un episodio de manía más uno o más de depresión mayor) en algún momento de la vida, mientras que la de tipo II se caracteriza por episodios de depresión alternados con episodios de hipomanía. Ahora bien, ya teniendo una idea de la clasificación de los tipos de desórdenes bipolares, sería importante saber a qué nos referimos cuando hablamos de episodios de manía o de hipomanía.

Un episodio maniaco o manía se caracteriza básicamente por un periodo de al menos una semana de irritabilidad o estado de ánimo elevado, el cual causa disminución marcada en las funciones sociales y de trabajo. Además, durante este periodo al menos tres síntomas de los siguientes también deben estar presentes: grandiosidad, disminución de la necesidad de dormir, hablar más de lo normal o muy rápido, fácil distracción, aumento de las actividades psicomotoras o realización de muchas actividades al mismo tiempo y participación excesiva en actividades de placer. Estos episodios no pueden ser causados por una condición física o ser inducido por la presencia del uso de alguna sustancia. En ese mismo orden, un episodio hipomaniaco tiene las mismas características que un episodio maniaco, pero con las siguientes diferencias: la duración de un episodio hipomaniaco es de cuatro días en vez de una semana y la disminución de la función social y en el trabajo no es tan marcada. Por esta razón muchas personas quienes padecen del tipo II no son diagnosticadas a tiempo, ya que puede funcionar relativamente no tan mal en la sociedad, sin tener que llegar al punto de ser hospitalizadas.

Durante estos episodios maniacos o hipomaniacos los afectados pudieran involucrarse en actividades riesgosas y de placer, tales como viajar mucho, aumento excesivo de la actividad sexual por aumento de la libido, mal uso del dinero por apuestas, compras de regalos en tiendas, llegando al punto de adquirir deudas financieras significativas. El sentimiento de grandiosidad o irritabilidad pudiera llevarlo a ofender u ofenderse con facilidad, pérdida de control de sus impulsos, agresividad y violencia. Debido a la enfermedad, la capacidad de discernir está comprometida, esto aumenta el uso de alcohol y drogas, lo cual empeora y complica el trastorno.

Con respecto al tratamiento, tenemos la buena noticia de que, a pesar de ser una condición crónica con fluctuaciones y recaídas, existe tratamiento adecuado tanto para etapas agudas como para las no agudas. Así, tenemos que, para las etapas agudas sobre todo en la enfermedad bipolar tipo I es casi siempre necesario la hospitalización y el uso de sustancias antipsicóticas y bezodiazepinas. Para el tratamiento de mantenimiento y prevención de recaídas se utilizan las sales de litio y agentes anticonvulsivantes tales como el ácido valproico, la carbamazepina, gabapentina y la lamotrigina. En los últimos años se han aprobado el uso de agentes antipsicóticos atípicos para esta etapa de tratamiento. Además, no podemos dejar de mencionar la psicoterapia como una de las herramientas más importantes en casi todas las fases de intervención terapéutica del desorden bipolar.

Por último, el éxito del tratamiento para prevenir recaídas en los episodios dependerá del cumplimiento y compromiso de parte del paciente de tomar los medicamentos como se le indica y de su asistencia a las visitas médicas periódicas, su educación respecto a la enfermedad, nivel de conciencia de enfermedad, la psicoterapia de educación, la participación y el apoyo de los familiares en todo el proceso de la enfermedad, así como también de su participación en los programas comunitarios de prevención.

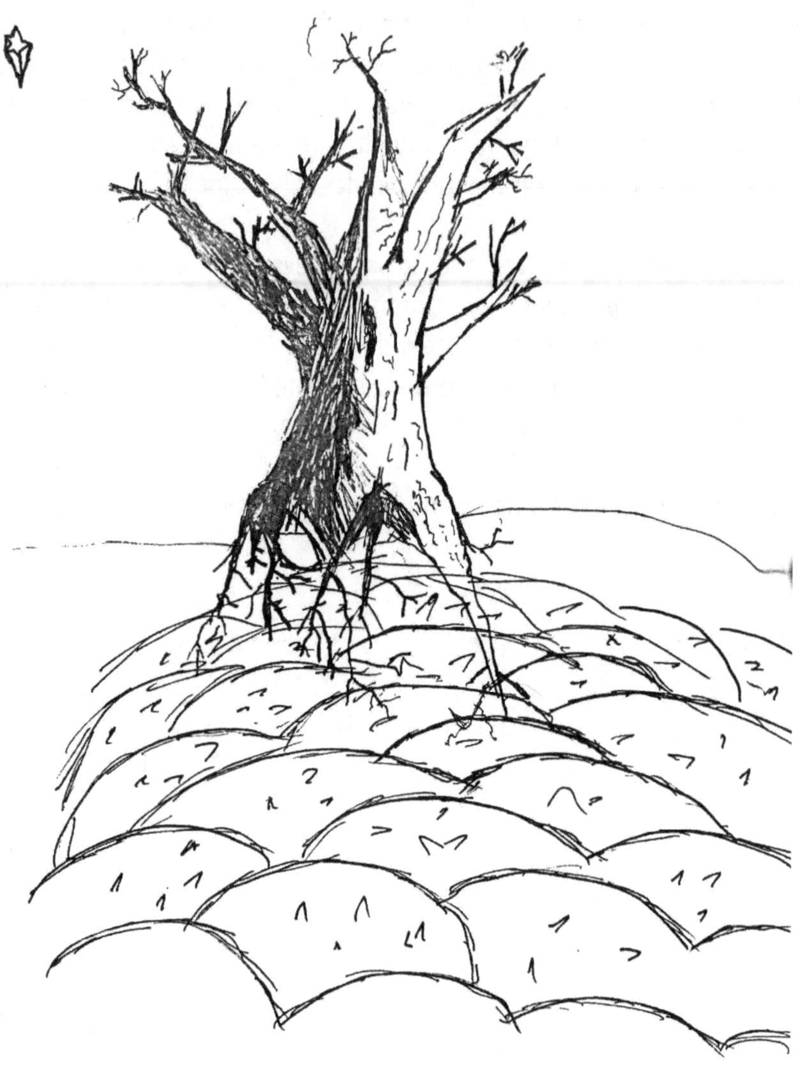

La esquizofrenia

La cordura inverosímil de una realidad fracturada

El uno por ciento de la población es afectada por la esquizofrenia en algún momento de su vida. Los pacientes esquizofrénicos ocupan más camas de hospitales que cualquier otro paciente con enfermedad mental (Psychiatry, Janis L. Cutler, 2010). A pesar de que la esquizofrenia es uno de los desórdenes mentales más bien estudiados y descritos, todavía el impacto social y económico continúa siendo devastador. El estigma social de los desórdenes mentales alimentado muchas veces de manera negativa por la prensa, la radio y la televisión sigue influyendo en el deterioro y la evolución indeseada de la enfermedad. Consideramos, pues, importante compartir información acerca de una dolencia cargada de fisuras complejas de la realidad e incrustada en un mundo fragmentado por una cordura irreal.

El término esquizofrenia fue usado por primera vez en 1911 por el Psiquiatra Eugen Bleuer, pero ya en 1856 el psiquiatra alemán Emil Kraepelin se había referido a la entidad usando el término de *"Dementia Praecoux"* o "dementia precoz ", para referirse a una enfermedad deteriorante que afectaba a la población joven. La palabra esquizofrenia viene del griego *Skhizen* que significa "separar" y *phren* que significa "mente", relacionado con la idea de que en la esquizofrenia hay una separación de la mente con la realidad.

La esquizofrenia afecta a ambos sexos de igual manera, siendo la aparición más temprana en los hombres que en las mujeres. Curiosamente, datos de investigación estadística han demostrado que las personas que desarrollan esquizofrenia es más probable que hayan nacido en invierno o a principio de la primavera. En Estados Unidos las personas que nacen entre el mes de enero y abril tienen mayor riesgo de desarrollar la enfermedad. (Kaplan And Sadock's Synopsis of Psychiatry by Benjamin J Sadock 11th, 2014).

La esquizofrenia se caracteriza por alteración del pensamiento, la percepción y la conducta. El DSM-IV (Manual diagnóstico y estadístico de las enfermedades mentales) la define como un desorden en el cual existen dos o más de los siguientes síntomas por un periodo mínimo de un mes: alucinaciones o ilusiones (percepciones no basadas en la realidad), delirios (de persecución, de grandeza), conducta o discurso desorganizados, expresión apática o alteración de la expresión emocional, desmotivación o pérdida de la expresión verbal. Todos estos síntomas deben causar un deterioro significativo en el funcionamiento ocupacional y social por lo menos durante 6 meses y no pueden estar ocasionados por uso de alcohol, sustancias ilícitas o una enfermedad médica. Si el deterioro es menor a 6 meses les llamaríamos entonces trastorno esquizofreniforme.

Debemos saber que no todos los trastornos psicóticos son esquizofrenia, ya que existen otros trastornos de presentación muy similar que podrían confundirse con esquizofrenia tales como: desorden esquizoafectivo, desorden sicótico inducido por drogas, enfermedad bipolar con psicosis y cualquier tipo de delirio.

Existen varios tipos de esquizofrenia y así tenemos por ejemplo la de tipo paranoide caracterizada por pensamientos de persecución, sospecha, desconfianza; el paciente podría pensar que los extraterrestres planifican envenenarlo, que el gobierno lo controla a distancia por satélite. La de tipo desorganizada, la cual podría presentarse con conducta y discurso desorganizados y con descuido de la higiene personal, siendo común en muchos de los desamparados que vemos en las calles abandonados, sin domicilio y malolientes. La de tipo catatónica, la cual puede presentarse con rigidez, negativismo, y el afectado podría adoptar una misma postura del cuerpo por largo tiempo. Existen otros tipos como residual o tipo no diferenciado.

Todavía se desconoce la causa de la enfermedad, pero se sabe que hay factores tanto genéticos como ambientales jugando un importante rol en la aparición de la enfermedad. Estudios genéticos realizados en gemelos y familias de enfermos han demostrado la alta contribución genética que existe en la esquizofrenia. Factores ambientales como situaciones estresantes de la vida, nivel socioeconómico bajo, infecciones virales de las madres durante el embarazo también han sido asociados al origen de este trastorno mental.

Otro factor importante es que los pacientes con esquizofrenia fuman más cigarrillos, toman más alcohol y usan más drogas ilícitas que el resto de la población y esto debido a su capacidad disminuida de tomar buenas decisiones y también para aliviar los síntomas molestos e incómodos propios de la enfermedad.

Independientemente de la causa, la buena noticia es que existe tratamiento para esta enfermedad. Los agentes antipsicóticos como haloperidol, olanzapina, risperidona, clozapina por mencionar unos cuantos, conjuntamente con psico-terapia pueden controlar la enfermedad y podrían disminuir las recaídas, las cuales son muy frecuentes en la esquizofrenia. Los pacientes deben mantenerse cumpliendo con el tratamiento y seguir las citas médicas periódicamente para garantizar, aunque muchas veces de forma lenta, su reintegración y el óptimo funcionamiento de la mejor forma posible en la sociedad.

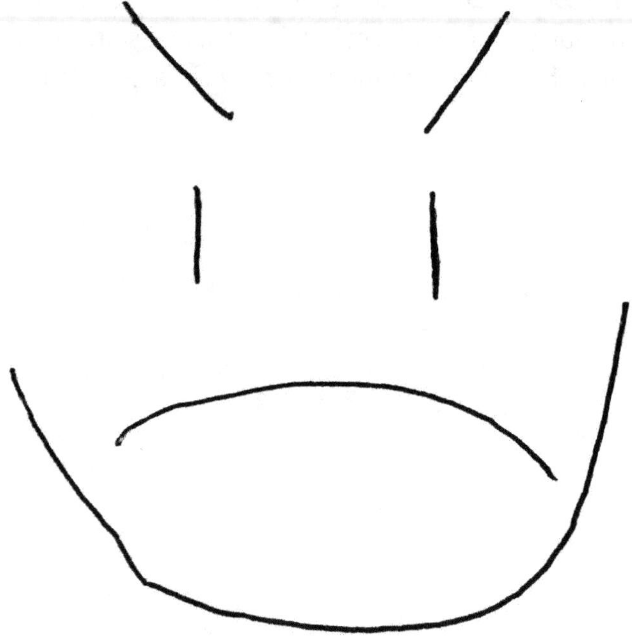

El trastorno de estrés postraumático
Testimonio leal de la sobrevivencia

Aproximadamente 7.7 millones de personas de edad de 18 años o más padecen esta enfermedad en un año, de acuerdo a datos del Instituto Nacional de Salud Mental (NIMH) el cual tiene como referencia un artículo de la revista "Archives of General Psychiatry", publicado en junio del 2005. Todos corremos el riesgo en nuestras vidas de ser expuestos a eventos catastróficos en los cuales pudiéramos ser víctimas o testigos de situaciones de alto peligro. El Aumento de las guerras, los ataques terroristas y desastres naturales a nivel mundial hacen que cada día incremente no solamente esta posibilidad real, sino que también haya un aumento en la percepción de vulnerabilidad ante la amenaza de hechos traumáticos en toda la población. Consideramos pues, de alto valor el informarnos respecto a las razones, sintomatología y tratamiento del desorden de estrés postraumático, el cual para quienes lo padecen es algo más que la experiencia fiel de la supervivencia.

El Trastorno de Estrés Postraumático encierra un grupo de síntomas que aparecen como respuesta inmediata o tardía ante un evento catastrófico de la vida. Dentro de los eventos más comunes que podrían provocar este desorden se encuentran: experiencias de guerra, ataques terroristas, accidentes de tránsitos, desastres naturales, violaciones sexuales, abuso tanto físico como sexual o cualquier situación en la cual la vida estuvo en peligro o se fue testigo de situaciones en las cuales la vida de otros estuvo en peligro o resulto en un lesión significativa o muerte.

Resulta interesante que no todas las personas que se ven expuestas a situaciones catastróficas o de peligros reaccionan de la misma forma o llegan a presentar los síntomas y características típicas del trastorno de estrés postraumático. Existen factores en determinadas personas que aumentan el riesgo de padecer esta enfermedad, siempre y cuando sean expuestas o hayan experimentado eventos indeseables o traumáticos, Estos factores de riesgos son: el sexo femenino, historia de depresión o ansiedad, separación de los padres durante la niñez e historia de conductas antisociales.

De acuerdo con el manual estadístico y diagnóstico de psiquiatría edición cuarta (DSM-IV) existen aproximadamente cinco manifestaciones principales que caracterizan este desorden. Lo primero es el haber sido expuesto al evento traumático y la respuesta ante dicho evento debe ser intensa, llena de miedo, desesperanza y horror. Segundo, el evento se reexperimenta persistentemente en diferentes formas, ya sea mediante sueños, pensamientos e imágenes intrusas o mediante cualquier estímulo interno o externo que simbolice la experiencia traumática, etc. En ese mismo orden, hay una conducta de rechazo o de evitar todo lo relacionado con el lugar o las cosas asociadas al evento. Por ejemplo, se evita viajar en carro si se tuvo un accidente de tránsito, no se sale a la calle si se fue víctima de un atraco o violación. Muchas veces las personas no recuerdan parte importante del evento. Así mismo y, en cuarto lugar, las personas podrían padecer persistentemente síntomas no presentes antes del incidente como son dificultad para dormir y concentrarse, hipervigilancia, irritabilidad y respuesta exagerada ante situaciones de menos peligro pero similares al evento traumático. Por último, tenemos que la duración de los síntomas debe ser de mínimo de un mes y debe causar distrés significativo a nivel social, de trabajo o en otras áreas importantes del individuo.

Existen diferentes formas de tratamiento para el desorden de estrés postraumático tanto farmacológico como no farmacológico. Las terapias farmacológicas, es decir, con medicamentos, incluyen drogas de la clase perteneciente a los antidepresivos, ansiolíticos, beta bloqueadores y estabilizadores del estado del ánimo. En cuanto a las terapias no farmacológicas están la psicoterapia cognitiva, conductual, psicodinámica y de hipnosis.

Como podemos ver el trastorno de estrés postraumático no es exclusivo de veteranos de guerra y puede afectar a cualquier persona de la población. Muchas personas hispanas podrían estar padeciendo de este trastorno y no se atreven a contárselo a nadie por vergüenza o por falta de educación sobre el tema. Les exhortamos a hablar con su médico primario, psicólogos, trabajadores sociales, psiquiatras o cualquier persona relacionada al sector de la salud mental sobre estas experiencias traumáticas y su sintomatología, ya que esto puede hacer una gran diferencia en el funcionamiento de sus vidas.

Salud mental y actividad física
Aliados de su bienestar

Los pacientes con frecuencia preguntan por qué se les recomienda en las consultas psiquiátricas que además de comer saludable deben hacer ejercicios de manera regular, sobre todo ejercicios aeróbicos. Les inquietan factores tales como su tiempo limitado, sus bajos ingresos para pagar un gimnasio, dolor crónico o sus condiciones médicas, entre otros. Los individuos con condiciones mentales serias tienen mayor riesgo de enfermedades físicas, síndrome metabólico, diabetes y condiciones cardiovasculares. Aunque el factor genético juega un rol en estos desordenes, el estilo de vida y factores ambientales tales como fumar, obesidad, dieta inapropiada y poca actividad física, también juegan un papel preponderante y prominente. (BMC Psychiatry. 2014).

Consideramos de suma importancia, para nuestros lectores, que hablemos de actividad física y salud mental, ambas de la mano por el bienestar.

En la medida que los individuos mejoran su condición general de salud, disminuye el riesgo de enfermedades mentales. Se ha demostrado que los ejercicios aeróbicos podrían disminuir los síntomas de la depresión y la ansiedad. Los ejercicios son beneficiosos para estas enfermedades ya que mejoran los niveles de energía, concentración y sueño, factores importantes para el bienestar mental (NAMI.org). Además, existen evidencias de que el ejercicio protege contra el desarrollo de la depresión.

Ustedes se preguntarán, ¿cómo puede el ejercicio ayudar en las enfermedades mentales? Más allá de la teoría monoaminérgica, de acuerdo a la asociación Americana de Psicología, estudios en animales desde 1980 han demostrado que los ejercicios aumentan la concentración de norepinefrina en regiones del cerebro relacionadas a la respuesta del stress. Para muchos expertos no se trata solamente de aumentar los niveles de norepinefrina, la cual en gran parte es producida en una zona del cerebro llamada locus ceruleus, sino de un complejo mecanismo biológico en el cual el ejercicio le da la oportunidad al cuerpo de lidiar con el stress, induciendo los sistemas fisiológicos de repuestas del stress a comunicarse entre ellos. Esto incluye una comunicación más armoniosa del sistema cardiovascular, muscular, renal e inmunológico, teniendo como testigo dos protagonistas, el sistema nervioso central y el simpático, los cuales a su vez perfeccionan su lenguaje fisiológico para mejorar respuestas futuras ante el stress.

La guía de actividad física para americanos del departamento de salud y servicios humanos de USA recomienda que los niños de 6 A 17 años realicen 60 minutos o más de actividades físicas al día. Se recomienda que estos ejercicios sean moderados o de intensidad vigorosa aeróbica física. Además, deben realizar ejercicios de estiramiento de huesos y músculos al menos dos veces a la semana.

Para los adultos se recomienda 150 minutos (2 horas y media) cada semana de intensidad física moderada aeróbica, al igual que ejercicios de estiramientos dos veces a la semana como push ups, levantamiento de pesas, etc.

Muchas personas se intimidan ante el precio de los gimnasios. Sin embargo, no es necesaria la membresía de un gimnasio para salir a caminar, correr o montar bicicleta. Tomar las escaleras en vez del elevador o parquearse algo retirado para caminar a su destino, no cuesta nada y aumentan su actividad física de manera beneficiosa.

Los pacientes con enfermedades psiquiátricas como la esquizofrenia y la enfermedad bipolar, quienes son generalmente tratados con antipsicóticos o estabilizadores del estado del ánimo, son más vulnerables a la obesidad y síndrome metabólicos.

Parece necesario y beneficioso que en las unidades psiquiátricas se integren como rutinas terapéuticas para los casos sin contraindicaciones ejercicios aeróbicos vigorosos y de estiramiento. A veces, los riesgos legales y médico-psiquiátricos limitan este abordaje terapéutico durante la hospitalización.

Por último, a medida que se realizan más estudios se cree que el ejercicio podría ser tan beneficioso como los antidepresivos en algunos casos. No obstante, creemos que los ejercicios deben ser una herramienta preventiva y coadyuvante, tanto para preservar la salud mental como para mejorar condiciones mentales preexistentes. Sustituir los ejercicios por los tratamientos psiquiátricos disponibles sin supervisión médica, podría resultar en la mayoría de los casos en un deterioro de la salud mental, lo cual prolongaría el sufrimiento de los afectados y aumentaría significativamente el riesgo de complicaciones psiquiátricas.

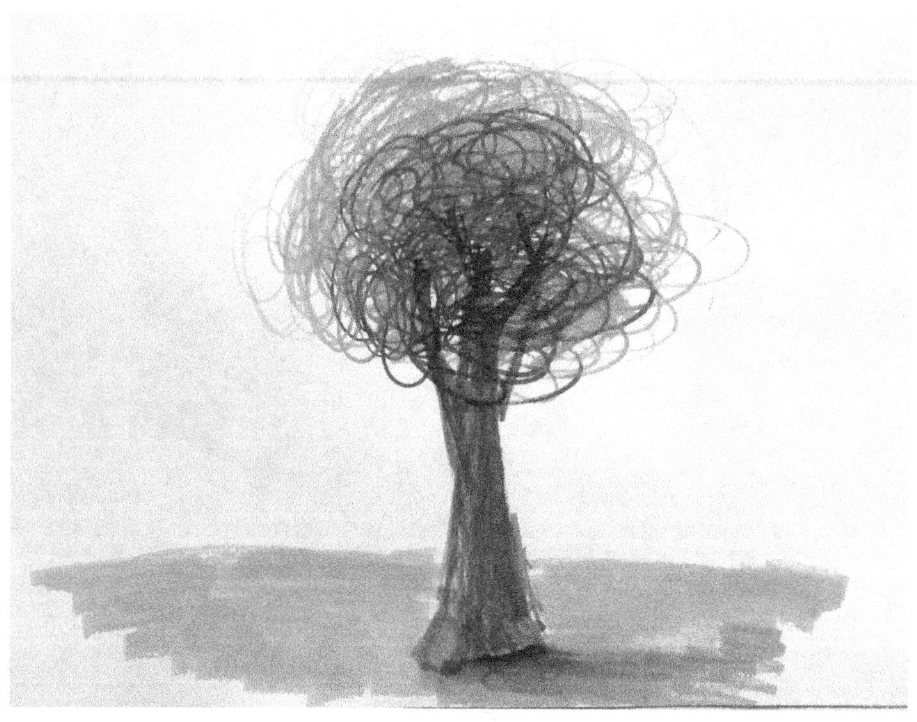

La psicoterapia en el tratamiento psiquiátrico
El arte de la comunicación curativa

Agradecimiento especial a la Dra. Kelania Jiménez MA, MHC por sus aportes.

La psiquiatría como mucho sabemos es una especialidad de gran amplitud e instrucción en el conocimiento del comportamiento humano. Uno de sus objetivos principales abarca evaluar, diagnosticar y tratar al individuo con el fin de rehabilitarlo. En el tratamiento psiquiátrico existen dos tipos de modalidades fundamentales en evolución: la modalidad biológica y la modalidad psicoterapéutica.

La psicoterapia es un proceso de comunicación entre el psicoterapeuta y el paciente con el propósito de mejorar la calidad de vida de este último a través de cambios en su conducta, actitud, afecto y pensamiento. La interacción con el terapeuta le permite al individuo expresar sus ideas, emociones y sentimientos. El psicoterapeuta, por su lado, evalúa y trata de generar cambios mediante el proceso. Durante la entrevista inicial, el clínico y el paciente comienzan una relación enfocada en lograr empatía con el paciente y conocer las circunstancias o razones que lo llevaron a la consulta. Luego, se procede a la anamnesis donde se abordan diversos datos personales y biográficos con el fin de ir construyendo la historia clínica del paciente para entonces discutir las demandas y expectativas de la terapia, específicamente las condiciones, responsabilidades, duración aproximada y los pasos del esquema terapéutico.

En la psicoterapia existen las limitaciones, dentro de las que podemos incluir múltiples variables del paciente que van más allá del diagnóstico clínico, como por ejemplo los rasgos de la personalidad, situación familiar y ambiental.

En la mayoría de las psicoterapias y sobre todo del psicoanálisis, el trabajo sobre la memoria es el de mayor importancia, ya que se trata de recuperar y elaborar el recuerdo induciéndolo a acoplarse con experiencias del presente que desconsoliden la memoria de manera diferente. El recuerdo y la asociación libre son partes fundamentales de todo tratamiento, ya que le permiten al paciente vagar libremente el pensamiento e ir diciendo todo lo que pasa por su mente. La interpretación de estos elementos permite establecer diferentes lazos afectivos. Los comentarios confrontativos son precisamente los que contribuyen al establecimiento de estos lazos.

De la misma forma, existen en la psicoterapia la resistencia, transferencia y contratransferencia. La resistencia es toda actitud opuesta al encuadre terapéutico, opuesto al acceso del analizado o contenido de su inconsciente. Esto abarca la oposición del individuo frente al otro que puede tener un valor positivo o negativo. La transferencia es el proceso psicoanalítico o mecanismo psíquico a través del cual una persona inconscientemente trasfiere y reactiva, en sus vínculos sociales nuevos, antiguos afectos, expectativas o deseos infantiles reprimidos. Por el otro lado, la contratransferencia son sentimientos reprimidos del psicoterapeuta relacionado a sus experiencias pasadas, lo cual manifiesta al paciente casi siempre de manera inconsciente, pudiendo llegar a utilizar prejuicios o predisposición inapropiada que podrían conllevar a un fracaso terapéutico.

Un principio fundamental de la psicoterapia es incrementar la conciencia de enfermedad del paciente, ya que de esta manera el paciente puede llegar a tener conciencia de lo que no es visible fácilmente, pues está retenido en su inconsciente. En este sentido, el punto principal del terapeuta es lograr que el paciente pueda reconocer sus problemas y de esta forma emprender un viaje de bienestar emocional.

Existen pruebas científicas de que la psicoterapia sí funciona. En el estudio "Client Satisfaction, Clinical Significance, and Meaningful Change in Psychotherapy", realizado por George Y. Ankuta y Norman Abeles en pacientes de la Clínica de Psicología de la Universidad Estatal de Michigan, se demostró que los pacientes que participaban de psicoterapia obtuvieron mayor nivel de satisfacción y beneficio en relación con otro grupo control. De la misma forma, otro estudio realizado en Escocia titulado "La efectividad de la consejería" demostró que la consejería o psicoterapia es una intervención efectiva clínicamente, ya que reduce las hospitalizaciones psiquiátricas al ayudar a los individuos a tener una relativa o buena salud mental.

La psicoterapia es de suma importancia y de vital necesidad en el abordaje del tratamiento psiquiátrico. La psicoterapia ha demostrado poder aliviar los síntomas de salud mental en comparación con algún tipo de intervención y reduce significativamente los síntomas de desórdenes mentales como por ejemplo la depresión mayor y trastornos de ansiedad.

La necesidad de relacionarse significativamente con las demás personas es esencial en la existencia del ser humano. La comunicación disciplinada y significativa es la base para el trabajo psicoterapéutico con el paciente. En nuestro entendimiento, toda relación terapéutica es basada en aspectos fundamentales tales como la empatía, la aceptación y la comunicación básica. El terapeuta en su función de mediador y colaborador para el bienestar emocional y mental del paciente también encuentra satisfacción profesional durante el proceso terapéutico. Existe una satisfacción inexplicable que cursa más allá de palabras, el evidenciar el curso de cambios positivos que provienen como resultado de la psicoterapia. No existe para nosotros mayor satisfacción que la de saber que en un corto tiempo durante el curso de la terapia podemos infundir grandes cambios beneficiosos en las vidas de las personas. En cada terapeuta yacen las cualidades esenciales que definen su curso de trabajo y estilo de abordaje terapéutico. Cada paciente es un reto para él mantener calidad de espíritu en la comunicación y transmitir las ideas eficientemente. Independientemente de las circunstancias del terapeuta o el tipo de paciente, la meta siempre debe ser, el tratar de conseguir el mayor beneficio y recuperación del paciente a su nivel más óptimo de funcionabilidad existencial.

CAPÍTULO III:

Otros trastornos y temas de interés psiquiátricos

La demencia

Agonía de recuerdos en la penumbra triste del olvido

La palabra demencia deriva del latín y significa "alejado de la mente". La demencia no es una enfermedad como tal sino más bien es un síndrome que podría tener varios orígenes. La enfermedad del Alzheimer no es la única causa de demencia, sin embargo, esta representa más de la mitad de todos sus tipos. De manera general, pero tal vez más dentro de la cultura hispana, las personas tienden a pensar que la vejez es sinónimo de demencia y/o viceversa, lo cual realmente no es cierto. De acuerdo a las informaciones presentadas en la ICAD (siglas en inglés para conferencia Internacional de la enfermedad de Alzheimer), los hispanos con enfermedad de Alzheimer consultan a los médicos de forma tardía, a pesar de padecer los síntomas de demencia siete años antes que los no hispanos. Más preocupante resulta el dato de que en Estados Unidos el 40% de los hispanos afectados viven sin ser diagnosticados y sin tratamiento. El costo anual de la demencia en USA es de aproximadamente 150 billones de dólares. Por consiguiente, consideramos de vital importancia compartir informaciones sobre esta entidad, la cual cubre con sombras de agonías los recuerdos de quienes la padecen y los pasea, en cuerpos vivos sin memoria, frente a la triste penumbra del olvido.

Aloysius "Alois" Alzheimer, psiquiatra neuropatólogo, primero en publicar un caso de demencia en 1906, la definió como un desorden fatal y progresivo del deterioro cognitivo que afecta las neuronas causando dificultad con la memoria, el lenguaje, el pensamiento y la conducta. Nótese que la enfermedad encierra daños neuronales, los cuales se manifiestan con alteraciones de conducta más allá de los atribuibles al envejecimiento normal y que no se limitan únicamente a la pérdida de memoria.

La causa o etiología de la enfermedad de Alzheimer no es del todo conocida, sin embargo, se ha relacionado a razones multifactoriales, todavía en debates e investigación, las cuales van desde la edad del individuo, la dieta y el ambiente hasta factores genéticos. En ese sentido, se han vinculado a su origen y desarrollo el cúmulo en las neuronas de placas seniles y ovillos neurofibrilares asociados a mutaciones de múltiples genes, dentro de los cuales se encuentran por mencionar algunos: los genes de la proteína precursora de amiloide, ubicado en el brazo largo del cromosoma veintiuno, de la presenilina uno y dos, de la apolipoproteína E, entre otros. En ese mismo orden, se han encontrado en los hispanos una modesta relación en mutaciones en los cromosomas 10q/12p y una fuerte relación en el cromosoma 18q (Lee y Mayeux, 2006) (8).

Así mismo, existen factores de riesgo para la enfermedad de Alzheimer, teniéndose mayor riesgo de padecerla si se es mujer, hispano (siete veces más), si se tiene historia de trauma de cabeza (tres a cuatro veces más), baja educación, Síndrome de Down, familiares afectados con Alzheimer y síndrome metabólico (presión alta, obesidad abdominal, glucosa alta, alteración de las grasas en sangre).

El diagnóstico de la enfermedad se hace clínicamente basado en la historia del paciente, tomada de los familiares y comportamiento del paciente. Se puede recurrir a exámenes de sangre y estudios de imágenes para excluir otras enfermedades con manifestaciones y/o síntomas similares. El diagnóstico definitivo se hace encontrando lesiones o marcadores típicos de la enfermedad mediante estudios histopatológicos después de la muerte del afectado.

Las áreas más importantes que podrían estar comprometidas en la enfermedad de Alzheimer son la memoria, el lenguaje, la atención, orientación y la capacidad para resolver problemas. Los individuos que la padecen comienzan olvidando los nombres de amigos, familiares, dónde guardaron las llaves y luego continúan olvidando parte de su historia personal, hasta llegar a perderse en su propio vecindario o casa. En esta misma línea de ideas, la demencia tipo Alzheimer es progresiva y tiene diferentes etapas, las cuales van desde un estadio uno y dos, de disfunción muy leve e imperceptible para el paciente y los demás, hasta un estadio seis y siete de dificultad muy severa, donde el paciente pierde el lenguaje, solo recuerda su nombre, no tiene habilidad para comer, bañarse, reír y pierde el contacto con la realidad.

Lamentablemente, todavía no hay cura para la enfermedad. No obstante, existe un manejo de alivio para los pacientes y sus familiares que abarca desde el uso de medicamentos (donepezil, galantamina, memantina, rivastigmina, tacrina etc), psicoterapias hasta cuidados especiales del paciente. De la misma manera, no hay evidencia definitiva que soporte un tipo de dieta o medida en particular para prevenir la enfermedad, no obstante, se recomienda disminuir los factores de riesgos modificables mencionados anteriormente como la presión alta, glucosa (azúcar) alta en sangre, colesterol elevado. Fíjense, que estos factores podrían ser modificados favorablemente con cambios en nuestro estilo de vida y siguiendo una dieta saludable.

Por último, compartiremos algunas recomendaciones para los familiares, amigos o personas que cuidan estos enfermos, extraídas del sitio de internet Asociación de Alzheimer:

- Monitoricen cualquier malestar (dolor, hambre, sueño, infección, fatiga, vejiga llena, temperatura de la habitación).
- Aseguren buenos hábitos para el sueño (exposición temprana a la luz, ejercicios diarios, eviten los medicamentos antes de ir a la cama, horarios fijos de comidas).
- Eviten confrontarlos o discutir alguna verdad.
- Rediríjanlos siendo flexibles y pacientes.
- Creen un ambiente calmado y simple.
- Permítanles un buen descanso.
- Provean objetos seguros y respeten su pudor.
- Equipen las puertas con cerraduras seguras y retiren armas de su alcance.

La violencia doméstica

Aviso ignorado de una tragedia

La violencia doméstica es la causa más común de lesión no fatal en las mujeres de los Estados Unidos (NEJM, 1999). Se estima que aproximadamente 2 a 4 millones de mujeres son abusadas por su compañero intimo cada año (JAMA, 1992). El abuso de esposas ocurre en familias de cada tipo racial y religioso, afectando a todos los estratos sociales (Kaplan And Sadock's Synopsis of Psychiatry by Benjamin J Sadock 11th, 2014). En los medios de comunicación hispanos de USA, cada vez son más frecuentes los reportes de casos de violencia doméstica, los cuales, casi siempre terminan en hechos lamentables y funestos. Consideramos pues, interesante e importante compartir informaciones que despierten consciencia respecto a la violencia doméstica, la cual por lo general aparece como señal subestimada e insidiosa de una desgracia.

La violencia doméstica no solo ocurre de hombres a mujeres, sino que también sucede de mujeres a hombres, pero en menor escala. También ocurre con igual frecuencia en relaciones homosexuales.

Las mujeres con mayor riesgo de obtener lesiones debido a violencia doméstica incluyen aquellas con compañeros los cuales abusan de alcohol o usan drogas, están desempleados, tienen educación por debajo de la secundaria y son exesposos o exnovios (NEJM, 1999).

Las mujeres deben tomar en cuenta que los hombres abusivos normalmente vienen de familias en las cuales ellos fueron abusados cuando niños o fueron testigos de maltratos de sus padres. Estos compañeros son casi siempre inmaduros, dependientes y sufren de fuertes sentimientos inadecuados. Así también, 50% de las mujeres maltratadas crecen en hogares violentos y tienen características de personalidad de tipo dependiente (Kaplan And Sadock's Synopsis of Psychiatry by Benjamin J Sadock 11th, 2014).

Con relación a esto, es alarmante que el acto mismo es un estimulante y una vez que un hombre o una mujer abusa de su compañero, es mucho más probable que lo haga otra vez.

Pero la pregunta es: ¿por qué muchas de estas personas cometen actos de violencia doméstica en contra de sus compañeros, a quienes deberían de amar y proteger? La dinámica podría ser diversa, pero incluye identificación con el agresor, ya sea el padre abusivo o el jefe, querer probar al compañero para saber qué tanto soporta, como prueba de amor, deseos distorsionados de expresar hombría, etc. Otras veces lo hacen como un desplazamiento de la agresión que otros han puesto en sus vidas.

Las víctimas del abuso pueden experimentar control de las finanzas por parte del agresor, así como manipulación de las emociones e intimidación, aislamiento de su familia y amigos, abandono, violación, contacto sexual forzado, comentarios sexistas, hostigamiento, negligencia, celos y actos posesivos, privación de recursos físicos y económicos, restricción del cuidado médico y dental que busca, amenazas para dañar la familia y/o los amigos, para quitar a los niños, dañar a los animales, amenazas de armas o de ser asesinado, entre otros. Todo lo cual conlleva a pérdida de la autoestima, depresión, insomnio, ansiedad, deseos de no querer vivir, embotamiento emocional y otros síndromes asociados a trastornos mentales.

La terapia familiar, juntamente con ayuda de agencias sociales y legales, podría contribuir a que el hombre controle sus impulsos. Sin embargo, además de esto es importante siempre tener un plan de seguridad cuando se convive en una relación de violencia doméstica.

El plan debe incluir:

- Pensar en un lugar seguro a donde ir.

- Evitar cuartos sin salidas o con armas como los baños y las cocinas.

- Memorizar números importantes de teléfonos.

- Establecer signos y códigos con los familiares y amigos para señal de ayuda.

- Saber qué decirle o hacer si su compañero se pone violento.

Por último, quiero reiterar que, si usted es víctima o ha sido víctima de violencia doméstica, su vida, las de sus hijos y sus familiares podrían estar en peligro si usted no actúa rápido y de manera inteligente. Además, debemos tener presente que bajo ninguna circunstancia una relación debe estar por encima de la integridad y la libertad individual.

Para obtener información acerca de la violencia doméstica visite: http://www.ncadv.org

Si necesita ayuda inmediata llame al 911 o The National Domestic Violence Hotline: 1-800-799-SAFE (7233).

Fibromialgia

Oleajes crónicos de dolor en un océano psiconeurobiológico

El lector se preguntará, qué hace un psiquiatra hablando sobre fibromialgia. La controversia alrededor de la causa, sintomatología y tratamiento de la fibromialgia no se limita a la percepción del paciente, quien muchas veces no sabe qué hacer cuando se encuentra abrumado constantemente por mareas de dolor insidioso y crónico, sino que también continúa causando debates entre reumatólogos, neurólogos, especialistas del dolor y psiquiatras. La fibromialgia se describe como un desorden del sistema nervioso central causados por anomalías neurobiológicas que provocan dolor fisiológico, emocional, fallo cognitivo y se manifiestan con síntomas físicos y neuropsicológicos (Galvez-Sánchez, C. M., Duschek, S., & Reyes Del Paso, G. A. 2019). Parecería que el ángulo de abordaje terapéutico y la verdad final de la etiología de la enfermedad dependen de la posición y de los ojos del especialista de quien la mira. Las repercusiones psicosociales de esta enfermedad y sus comorbilidades son devastadoras en los individuos que la padecen. Así pues, consideramos muy importante sumergirnos en el tema fibromialgia, un océano profundo, de aguas álgidas y oleajes psicosomáticos.

De acuerdo a la sociedad americana del dolor (APS), la fibromialgia es una de las condiciones de dolor crónico más comunes en Estados Unidos afectando a más de cinco millones de personas. La fibromialgia ya se había descrito alrededor de los años 1800. En el año 1904, Gowers introdujo la palabra "fibrositis", la cual se usó hasta el año1976 cuando por primera vez se le conoce como fibromialgia (Inanici F, Yunus MB, 2004). El término fibromialgia deriva del latín "*Fibro*" refiriéndose a tejido fibroso o ligamentos y tendones", y del griego "*myo*" y "*algos*", los cuales significan músculo y dolor respectivamente.

La fibromialgia se ve en el 2% de la población, aparece en todos los grupos étnicos y culturas, afectando a mujeres más que hombres en una proporción de 8:1 (Levenson, psychosomatic medicine, 2007) (13). La edad más común de aparición es de 30 a 50 años de edad. Puede afectar a niños y ancianos. La fibromialgia es más prevalente en personas de bajo nivel socioeconómico y educacional, es 50 % más común en trabajadores semicapacitados o no capacitados que en profesionales (White et al, 1999).

La causa precisa de la fibromialgia no ha podido establecerse, las evidencias médicas actuales sugieren una combinación de factores ambientales y vulnerabilidad de los individuos que inician un proceso biopsicosocial, el cual lleva a debutar con la enfermedad. Se han asociado a la fibromialgia factores de riesgos genéticos, psicológicos como abuso y maltrato en la niñez o adultez, y sociales tales como bajo nivel social y de educación; factores precipitantes biológicos como infecciones (Rea et al, 1999), dentro de las que se han descrito infecciones por el virus de Epstein Barr, Fiebre Q, meningitis viral y hepatitis (Levenson psychosomatic medicine, 2007) y trauma del cuello; precipitantes psicosociales como periodos de estrés significativos; factores perpetuantes como infecciones crónicas, desórdenes del sueño, enfermedades autoinmunes, cambios neuroendocrinos como aumento de la sustancia P en el líquido encéfalo raquídeo (Rusell et al,1994), baja respuesta de cortisol al estrés y, por último, psicológicos perpetuantes los cuales incluyen depresión y percepción o creencia de la enfermedad. Se cree que en los pacientes con fibromialgia existe una sensibilización central debido a estimulación nerviosa que provoca anomalía en los neurotransmisores cerebrales, lo cual baja el umbral del dolor. Los receptores del dolor desarrollan una memoria al dolor haciéndose más sensitivos a este (MayoClinic 2020).

No existe una prueba de sangre, orina o imagen para diagnosticar fibromialgia. Los criterios diagnósticos establecidos y publicados en 1990 por el Colegio Americano de Reumatología (ACR) especifican los siguientes criterios: dolor generalizado de 3 meses o más, dolor en 11 de 18 lugares específicos del cuerpo. El dolor debe estar por encima y por debajo de la cintura y a ambos lados del cuerpo. Los puntos más comunes de dolor son: área frontal y posterior del cuello, espalda media y alta, hombros, parte alta del pecho, caderas y rodillas. Las personas con fibromialgia tienen un dolor aumentado en respuesta a contacto doloroso conocido como hiperalgesia y dolor en respuesta a contacto normal no doloroso llamado allodynia. Por consiguiente, muchos individuos con fibromialgia sienten dolor con tan solo ser abrazados o agarrados de la mano por otra persona. Así, también los individuos con fibromialgia presentan problemas del pensamiento y memoria llamados en inglés *Fibro Fog*, dolores menstruales y rigidez matutina.

Las personas que padecen fibromialgia podrían tener otras condiciones coexistentes como síndrome de fatiga crónico, depresión, ansiedad, endometriosis, desorden de pánico y del estrés postraumático, dolores de cabeza y síndrome del colon irritable.

El cuanto, al manejo y tratamiento de la fibromialgia, es importante que los pacientes entiendan la necesidad de un abordaje terapéutico multidisciplinario que incluya seguimiento psiquiátrico sin que esto se interprete como que "todo está en mi mente". Se recomienda la interacción y el seguimiento de un equipo constituido por un médico primario, reumatólogo, especialista del dolor, neurólogo y psiquiatra. El paciente debe ser educado acerca de los riesgos de la automedicación particularmente con analgésicos y narcóticos, y la búsqueda constante de terapias convencionales y alternativas.

Las psicoterapias como la terapia cognitiva y conductual combinadas con ejercicios han demostrado tener el mayor beneficio. Grupos de apoyo y orientación continua a través de recursos educacionales también son importantes. Prácticas de meditación, relajación, yoga, Qi Gong, terapia de drenaje linfático, balneoterapia, respiración profunda, taichí, ejercicios de visualización, dieta saludable, sueño óptimo y ejercicios aeróbicos deberían ser parte del manejo multidisciplinario.

Medicamentos antidepresivos inhibidores de la recaptación de serotonina y tricíclicos son de gran ayuda, ya que muchos pacientes tienen también depresión y ansiedad. Los antidepresivos mejoran el umbral del dolor. Los medicamentos aprobados para el uso de fibromialgia por la Administración de Drogas y Alimentos de USA son: pregabalin (lyrica), duloxetine (cymbalta) y minalcipram (Savella). No existe evidencia de beneficio en el uso de antiflamatorios no esteroides (Ej. naproxen, ibuprofen, aspirin) cuando se usan solos. Existe el riesgo de adicción cuando se usan narcóticos opiodes (codeina, oxicodona, hidromorfona) y benzodiazepinas como el alprazolam, clonazepam, diazepam etc. El tramadol, acetaminofén, gabapentina y relajantes musculares han sido eficaces en el manejo del dolor.

Para obtener información acerca de la fibromialgia y otras enfermedades mentales: 1-866-615- NIMH (6464) (la llamada es gratuita para quien vive en los Estados Unidos) Correo electrónico: nimhinfo@nih.gov, Sitio web: http://www.nimh.nih.gov.

Agradecimientos especiales a la Dra. Casilda Balmaceda, neuróloga certificada, quien compartió material sobre el tema.

Adicción a Internet

Atrapados en la red

El internet es un medio útil de trabajo, educativo, informativo, de entretenimiento y diversión casi indispensable para una gran mayoría de personas a nivel mundial. Durante nuestra formación como médico, nunca imaginamos que los avances tecnológicos de comunicación y el entretenimiento digital, representados en el uso significativo de celulares, ipads, tabletas, correos electrónicos, videojuegos, *chatrooms*, aplicaciones de mensajería instantánea interactiva y las redes sociales como Facebook, Twitter, Instagram, Facetime, Tango, WhatsApp, pudieran tener propiedades adictivas y de riesgo de abuso, hasta el punto que hoy día estemos hablando de adicción a internet como un trastorno mental comparable a los desórdenes de abuso y dependencia de sustancias licitas e ilícitas tales como el alcohol, la marihuana o la cocaína. Consideramos pues, de suma importancia orientar la comunidad hispana en Estados Unidos y del mundo sobre este tema, ya que aumenta cada vez más el número de individuos prisioneros del uso de internet, quienes no saben qué hacer para liberarse y no están conscientes de que han quedado atrapados en la red.

La problemática de adicción a internet es relativamente nueva. Fue la Dra. Kimberly Young, una experta en adicción a internet, la primera en presentar la problemática cuando en 1996 dio a conocer un reporte clínico sobre un caso de adicción a internet. Desde entonces, las investigaciones acerca del uso excesivo de internet y su adicción han aumentado, hablándose de subtipos de problemas asociados a internet como pornografía en línea, apostar por internet y la adicción a los videojuegos.

A pesar de no ser incluido como un desorden en el DSM-V (Manual estadístico y diagnóstico de psiquiatría, quinta Edición), la adicción a internet se ha convertido en una problemática mundial la cual puede ser definida como una adicción conductual no química que involucra la interacción máquina y humano (Cerniglia L, Neurosci Biobehav Rev.2016).

La prevalencia de la adicción a internet puede variar dependiendo de la cultura y la sociedad y oscila entre 6 a 15 % de los usuarios de internet. Esto aumenta en los estudiantes de universidades en 13 a 18.4 % (Young, Internet Addiction 2011). Estas evidencias van a favor de incluir la adicción a internet en el DSM-VI de la sexta edición (Indian J Public Health 2015)

Una persona es más vulnerable a adicción cuando tiene poca satisfacción en la vida, carece de conexión fuerte con otras personas, falta de confianza en sí mismo, pérdida de la esperanza y están enojados o insatisfechos con alguna área importante de su vida. No se ha demostrado si la depresión causa adicción a internet o si la adicción al internet causa depresión, pero las investigaciones han encontrado una alta correlación entre ambos síndromes (Peele, 1985, Young, 2011).

Existen factores de riesgo asociados a la adicción a internet tales como baja autoestima, problemas en la familia y la escuela (Munno D, Psychiatry Res.2016)..

Así también, se han identificado recientemente factores de riesgo como ser hombre, sufrir de déficit de atención o síntomas en deterioro de otros desórdenes psiquiátricos (Psychiatry Clin Neurosci. 2016).

Algo interesante que demuestra el impacto negativo de la adicción al internet es que se han publicado hallazgos que indican que la adicción al internet en adolescentes aumenta el riesgo de abuso de alcohol y fumar cigarrillos. (Lee BH Acta Paediatr. 2016).

En cuanto a la etiología neurobiológica, se ha mencionado y asociado la dopamina específicamente en el sistema meso límbico, el medial forebrain bundle (MFB) y el sistema de péptidos opioides endógenos (ENK) (Di chiara, 2000). Algunos estudios han encontrado disminución de la sustancia blanca y gris en la zona órbito frontales de la corteza cerebral en personas adictas a los videojuegos. (Weng, Chuan-Bu 2013) y reducción del tamaño de la corteza dorso lateral frontal, la corteza cingulate anterior rostral y el cerebelo (Yuan, K.; et al. (2011). Yang, Shaolin, ed.)

De acuerdo al Dr. Young y Echeburua, las señales de alarma que nos dicen que hay una dependencia a las tecnologías de la información y de la comunicación (TIC) o a las redes sociales y que reflejan una adicción a internet son las siguientes:

1. Privarse de sueño (<5 horas) para estar conectado a la red, a las que se dedica un tiempo de conexión anormalmente altos.

2. Descuidar otras actividades importantes, como el contacto con la familia, las relaciones sociales, el estudio o el cuidado de la salud.

3. Recibir quejas en relación con el uso de la red de alguien cercano, como los padres o los hermanos.

4. Pensar en la red constantemente, incluso cuando no se está conectado a ella y sentirse irritado excesivamente cuando la conexión falla o resulta muy lenta.

5. Intentar limitar el tiempo de conexión, pero sin conseguirlo, y perder la noción del tiempo.

6. Mentir sobre el tiempo real que se está conectado o jugando un videojuego.

7. Aislarse socialmente, mostrarse irritable y bajar el rendimiento en los estudios.

8. Sentir una euforia y activación anómalas cuando se está delante del ordenador.

El cuestionario diagnóstico de adicción al internet (IADQ) fue la primera herramienta creada para diagnóstico en 1998 y el test de adicción a internet (IAT) el primer instrumento validado para evaluar adicción a internet (Widyanto, 2004; Young, 2011). Otros instrumentos han sido útiles como la escala de adicción a internet y la escala de riesgo de uso compulsivo de internet. De la misma forma, en línea podemos encontrar en el sitio de internet www.

surveymonkey.com, la encuesta breve de juego de internet ("Brief Internet Game Screen (BIGS) Survey").

De Acuerdo al CYAND (China Youth Association for Network Development) en su reporte del 2005, un individuo debe clasificarse como adicto al internet si cumple una de las tres siguientes condiciones: siente que es más fácil alcanzar autoactualización en línea que en vida real, siente disforia o depresión cada vez que el internet no funciona o se detiene su uso o trata de ocultar el verdadero tiempo de uso a sus familiares o personas cercanas. Ellos han propuesto un modelo etiológico neuropsicológico en el cual el concepto principal es que el ser humano tiene un instinto de buscar placer y evitar el dolor. Las actividades del internet estimulan el sistema nervioso central haciendo que las personas se sientan felices y satisfechas. Esto lo lleva al uso continuo del internet para conseguir el mismo estado eufórico y consecuentemente crea una conducta que cambia de forma gradual la euforia en un hábito con episodio de vacío existencial, se produce tolerancia y se necesita más tiempo para alcanzar el mismo nivel de placer. Poco después aparece el síndrome físico y psicológico de dependencia, en el que el paciente una vez detiene o disminuye el uso del internet comienza a sentir falta de sueño, inestabilidad emocional, irritabilidad, entre otros. En esta etapa si la persona es confrontada muestra frustración y comienza a experimentar los efectos adversos a su alrededor como discusiones, mentir, fatiga y aislamiento social.

Algunas estrategias de prevención de acuerdo a Ramón-Cortés (2010) son:

- Limitar el uso de aparatos y pactar las horas de uso del ordenador.

- Fomentar la relación con otras personas.

- Potenciar aficiones tales como la lectura, el cine y otras actividades culturales.

- Estimular el deporte y las actividades en equipo.

- Desarrollar actividades grupales, como las vinculadas al voluntariado, estimular la comunicación y el diálogo en la propia familia.

También es importante la limitación del tiempo de conexión a la red en la infancia y adolescencia (no más de 1,5-2 horas diarias, con la excepción de los fines de semana), así como la ubicación de los ordenadores en lugares comunes (el salón, por ejemplo) y el control de los contenidos, constituyen estrategias adicionales de interés (Mayorgas, 2009; Enrique Echeburúa, 2010).

Algunos autores no creen que exista la adicción a internet como un trastorno *per se*, sino que señalan que la misma es al contenido específico encontrado en el internet como el sexo, el juego o apostar y se utiliza el internet como una muleta psico-tecnológica que sirve como una alternativa más cómoda, menos vergonzosa y riesgosa que la conducta implicada en satisfacer las adicciones específicas de la vida real, como por ejemplo, buscar prostitutas, apostar dinero en casino, etc.

En cuanto al tratamiento, es muy poco lo que existe sobre el abordaje psicoterapéutico para el tratamiento de la adicción a internet. La psicoterapia cognitiva conductual (CBT) en 12 sesiones ha sido una de las más usadas con buenos resultados. Se ha utilizado combinada con electro acupuntura. Las terapias interpersonales y estructurada cognitiva y la terapia familiar son otras opciones de psicoterapia.

En relación al uso de medicamentos, el bupropion (Wellbutrin) y el escitalopram (lexapro) fueron efectivos en el tratamiento y manejo de adictos a juegos de internet, siendo el bupropion ligeramente superior (Song J Psychiatry Clin Neurosci. 2016).

En conclusión, el tratamiento a la adicción a internet resulta difícil e implica un gran reto ya que muchos individuos se niegan a reconocer que tienen un problema de adicción justificando el uso excesivo o patológico de internet con la necesidad personal, académica o laboral de su uso. En este sentido, debemos estar alerta de las señales de alarma de adicción al internet, educar a hijos, padres, amigos y familiares sobre el riesgo de adicción a internet. Por último, consideremos que nunca es tarde para contribuir en la liberación de una persona, quien lamentablemente pudiera está sumergido (a) y atrapado (a) en el fondo y la complejidad de la red.

Para obtener información acerca la adicción a internet y otras enfermedades mentales: 1-866-615- NIMH (6464) (la llamada es gratuita para quien vive en los Estados Unidos) Correo electrónico: nimhinfo@nih.gov, Sitio web: http://www.nimh.nih.gov.

Bibliografía

Ankuta, George Y. y Abeles, Norman (1993). "Client Satisfaction, Clinical Significance and Meaningful Changes in Psychotherapy". Professional Psychology; Research and Practice, Vol. 24. No.1, 70-74. American Psychological Association, Inc.

https://www.ctg.albany.edu/media/pubs/pdfs/field_test.pdf

Kaplan And Sadock's Synopsis of Psychiatry by Benjamin J Sadock 11th edition (2014).

Cerniglia L, Zoratto F, Cimino S, Laviola G, Ammaniti M, Adriani W. Internet Addiction in adolescence: Neurobiological, psychosocial and clinical issues. Neurosci Biobehav Rev. 2017 May;76(Pt A):174-184. doi: 10.1016/j.neubiorev.2016.12.024. Epub 2016 Dec 24. PMID: 28027952.

Dean, W., Talbot, S., & Dean, A. (2019). Reframing Clinician Distress: Moral Injury Not Burnout. Federal practitioner: for the health care professionals of the VA, DoD, and PHS, 36(9), 400-402.

RISK FACTORS FOR INJURY TO WOMEN FROM DOMESTIC VIOLENCE DEMETRIOS N. KYRIACOU, M.D., PH.D., DEIRDRE ANGLIN, M.D., M.P.H., ELLEN TALIAFERRO, M.D., SUSAN STONE, M.D., M.P.H., TONI TUBB, M.D., JUDITH A. LINDEN, M.D., ROBERT MUELLEMAN, M.D., ERIK BARTON, M.D., AND JESS F. KRAUS, PH.D., M.P.H. December 16, 1999 N Engl J Med 1999; 341:1892-1898

Di chiara, 2000

Echeburúa, Enrique & Gargallo, Paz. (2010). Adicción a las nuevas tecnologías y a las redes sociales en jóvenes: un nuevo reto. Adicciones: Revista de socidrogalcohol, ISSN 0214-4840, Vol. 22, N°. 2, 2010, pags. 91-96. 22. 10.20882/adicciones.196

Emergencias psiquiátricas, Dr. Bartoli.

Farberowy Gordon in 1981. (John D. Weaver, Disasters: mental health interventions, p7 y 31).

Frezza Md E. Moral Injury: The Pandemic for Physicians. Tex Med. 2019 Mar 1;115(3):4-6. PMID: 32084289.

Gálvez-Sánchez, C. M., Duschek, S., & Reyes Del Paso, G. A. (2019). Psychological impact of fibromyalgia: current perspectives. Psychology research and behavior management, 12, 117-127. Recuperado de https://doi.org/10.2147/PRBM.S178240

Hazlett SB, McCarthy ML, Londner MS, Onyike CU. Epidemiology of adult psychiatric visits to US emergency departments. Acad Emerg Med. 2004 Feb;11(2):193-5. PMID: 14759965.

Inanici F, Yunus MB. History of fibromyalgia: past to present. Curr Pain Headache Rep. 2004 Oct;8(5):369-78. doi: 10.1007/s11916-996-0010-6. PMID: 15361321.

Psychiatry, Janis L. Cutler, (2010)

Journal of Clinical Psychiatry, (2006)

Krishnamurthy S, Chetlapalli SK. Internet addiction: Prevalence and risk factors: A cross-sectional study among college students in Bengaluru, the Silicon Valley of India. Indian J Public Health. 2015 Apr-Jun;59(2):115-21. doi: 10.4103/0019-557X.157531. PMID: 26021648.

Lai J, Ma S, Wang Y, Cai Z, Hu J, Wei N, Wu J, Du H, Chen T, Li R, Tan H, Kang L, Yao L, Huang M, Wang H, Wang G, Liu Z, Hu S. Factors Associated With Mental Health Outcomes Among Health Care Workers Exposed to Coronavirus Disease 2019. JAMA Netw Open. 2020 Mar 2;3(3):e203976. doi: 10.1001/jamanetworkopen.2020.3976. PMID: 32202646; PMCID: PMC7090843.

Lee BH, Lee HK. Longitudinal study shows that addictive Internet use during adolescence was associated with heavy drinking and smoking cigarettes in early adulthood. Acta Paediatr. 2017 Mar;106(3):497–502. doi: 10.1111/apa.13706. Epub 2017 Jan 11. PMID: 27977879

Lee, J. H., Mayeux, R., Mayo, D., Mo, J., Santana, V., Williamson, J., Flaquer, A., Ciappa, A., Rondon, H., Estevez, P., Lantigua, R., Kawarai, T., Toulina, A., Medrano, M., Torres, M., Stern, Y., Tycko, B., Rogaeva, E., St George-Hyslop, P., & Knowles, J. A. (2004). Fine mapping of 10q and 18q for familial Alzheimer's disease in Caribbean Hispanics. Molecular psychiatry, 9(11), 1042–1051. https://doi.org/10.1038/sj.mp.4001538

Levenson, psychosomatic medicine, (2007).

Mavrogiorgou, P., Brüne, M., & Juckel, G. (2011). The management of psychiatric emergencies. Deutsches Arzteblatt international, 108(13), 222–230. https://doi.org/10.3238/arztebl.2011.0222.

https://www.mayoclinic.org/diseases-conditions/fibromyalgia/symptoms-causes/syc-20354780

Munno D, Cappellin F, Saroldi M, Bechon E, Guglielmucci F, Passera R, Zullo G. Internet Addiction Disorder: Personality characteristics and risk of pathological overuse in adolescents. Psychiatry Res. 2017 Feb;248:1–5. doi: 10.1016/j.psychres.2016.11.008. Epub 2016 Nov 10. PMID: 27988425.

Muñoz, Manuel & pérez santos, Eloisa & Crespo, Maria & Guillén, Ana. (2009). Estigma y enfermedad mental. Análisis del rechazo social que sufren las personas con enfermedad mental.

Nakayama H, Mihara S, Higuchi S. Treatment and risk factors of Internet use disorders. Psychiatry Clin Neurosci. 2017 Jul;71(7):492–505. doi: 10.1111/pcn.12493. Epub 2017 Feb 10. PMID: 27987253.

National Center for Statistics and Analysis, (2015).

http://www.nimh.nih.gov.

Pedrelli, P., Shapero, B., Archibald, A., & Dale, C. (2016). Alcohol use and depression during adolescence and young adulthood: a summary and interpretation of mixed findings. Current addiction reports, 3(1), 91-97. https://doi.org/10.1007/s40429-016-0084-0

Peele S. The Pleasure Principle in Addiction. Journal of Drug Issues. 1985;15(2):193-201. doi:10.1177/002204268501500203

http:// www.postpartum.net

https://www.ptsd.va.gov/about/divisions/executive/norman_s.asp

Ripp, J., Peccoralo, L., & Charney, D. (2020). Attending to the Emotional Well-Being of the Health Care Workforce in a New York City Health System During the COVID-19 Pandemic. Academic medicine: journal of the Association of American Medical Colleges, 95(8), 1136-1139. https://doi.org/10.1097/ACM.0000000000003414

R Russell IJ, Orr MD, Littman B, Vipraio GA, Alboukrek D, Michalek JE, Lopez Y, MacKillip F. Elevated cerebrospinal fluid levels of substance P in patients with the fibromyalgia syndrome. Arthritis Rheum. 1994 Nov;3 7(11):1593-601. doi: 10.1002/art.1780371106. PMID: 7526868.ussell IJ, Orr MD, Littman B, Vipraio GA, Alboukrek D, Michalek JE, Lopez Y, MacKillip F. Elevated cerebrospinal fluid levels of substance P in patients with the fibromyalgia syndrome. Arthritis Rheum. 1994 Nov;37(11):1593-601. doi: 10.1002/art.1780371106. PMID: 7526868.

Sarris, J., O'Neil, A., Coulson, C.E. et al. Lifestyle medicine for depression. BMC Psychiatry 14, 107 (2014). https://doi.org/10.1186/1471-244X-14-107

http://www.sbpep.org

Song J, Park JH, Han DH, Roh S, Son JH, Choi TY, Lee H, Kim TH, Lee YS. Comparative study of the effects of bupropion and escitalopram on Internet gaming disorder. Psychiatry Clin Neurosci. 2016 Nov;70(11):527-535. doi: 10.1111/pcn.12429. Epub 2016 Oct 27. PMID: 27487975.

Sudarsanan, S., Chaudhury, S., Pawar, A. A., Salujha, S. K., & Srivastava, K. (2004). Psychiatric Emergencies. Medical journal, Armed Forces India, 60(1), 59-62. https://doi.org/10.1016/S0377-1237(04)80162-X

Weng, Chuan-Bu (2013).

Widyanto L, McMurran M. The psychometric properties of the internet addiction test. Cyberpsychol Behav. 2004 Aug;7(4):443-50. doi: 10.1089/cpb.2004.7.443. PMID: 15331031.

White et al, 1999 ARTHRITIS & RHEUMATISM Vol. 42, No. 1, January 1999, pp 76-83 © 1999, American College of Rheumatolog

Yuan, K., Qin, W., Wang, G., Zeng, F., Zhao, L., Yang, X., Liu, P., Liu, J., Sun, J., von Deneen, K. M., Gong, Q., Liu, Y., & Tian, J. (2011). Microstructure abnormalities in adolescents with internet addiction disorder. PloS one, 6(6), e20708. https://doi.org/10.1371/journal.pone.0020708.

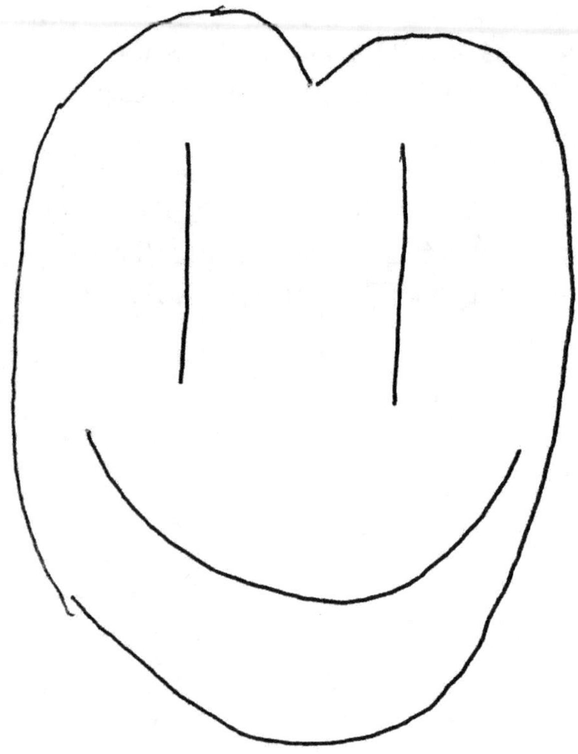

Acerca del autor

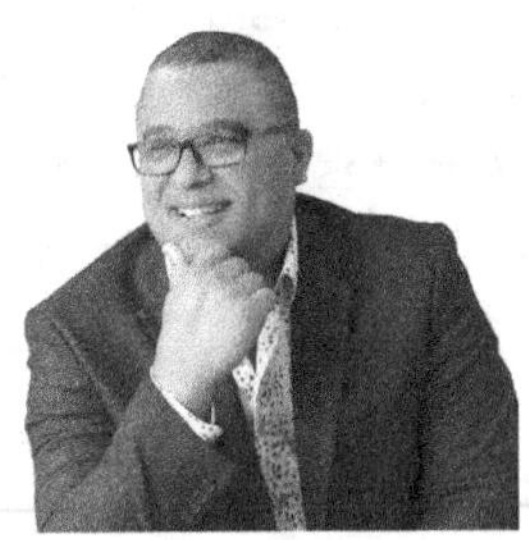

El Dr. Hernández, nació en 1973 y creció en Ensanche Julia, ciudad de Santiago, República Dominicana. Obtuvo Medalla de Honor y fue licenciado en Ciencias Físicas y Matemáticas en el Liceo Ulises Francisco Espaillat en 1990. Estaba interesado en ayudar a otros, muy temprano en su vida y fue elegido vicepresidente del club Rotaract Santiago Apóstol la Esperanza de rotary Internacional durante sus años de escuela secundaria.

Se licenció en Medicina en la Pontificia Universidad Católica Madre y Maestra (PUCMM), graduándose en 1996. Fue asistente de profesor en la Escuela de Medicina de PUCMM de 1996 a 1998.

La Presidencia de la República Dominicana lo seleccionó como uno de los diez jóvenes más talentosos de la ciudad de Santiago en 1998. Ha sido miembro de organizaciones, asociaciones y sociedades profesionales que incluyen la Asociación Médica Americana (AMA), la Asociación Americana de Psiquiatría (APA), la Asociación Médica Dominicana (DMA), Inc. de Nueva York, la *Mesa Redonda Dominico Americana* (DNAR), Orden Rosacruz para las Américas (AMORC) y las logias de la ciudad de New York, La fraternidad 387 y Juan Pablo Duarte.

Fue elegido presidente de la Asociación Médica Dominicana (DMA) 2007-08 y reelegido 2009-10. Actualmente es presidente de la junta directiva de DMA. En su compromiso de ayudar a otros médicos necesitados y servir a la comunidad hispana, ha surgido como una de las voces más influyentes y poderosas de la DMA, que ha transformado positivamente con su arduo trabajo e ideas visionarias durante los últimos dieciocho años.

Como psiquiatra, el Dr. Hernández continúa sirviendo a la comunidad dominicana. Ha ganado prestigio por su liderazgo superior en la comunidad hispana siendo reconocido por el programa televisivo "Día a Día" de Telemundo

International en 2007, "Herencia Hispana" por la parada Dominicana del Bronx" y "el escudo de oro dominicano" en 2011. Aparece en el libro "100 Lideres dominicanos en New York" publicado en 2011. También ha sido recipiente de múltiples citaciones, reconocimientos y premios dentro de los que se destacan, citaciones de asambleístas, concejales y congresistas dominicanos de Manhattan y los premios latinos ilustres 2018, Instituto Duartiano y Medicoop, entre otros. El Dr. Hernández, ha publicado muchos artículos de interés de para comunidad local e internacional.

El galeno, tiene su práctica privada de psiquiatría, Global Psychiatric Services (GPS) en el condado de Manhattan, en la ciudad de Nueva York desde hace casi una década.

Durante su tiempo libre, le gusta jugar ajedrez; también disfruta pintar, la poesía y el misticismo. Se celebra en New york, anualmente el torneo abierto de ajedrez que lleva su nombre desde el año 2015. Su amor por el arte lo ha hecho incursionar como actor y productor ejecutivo en siete corto metrajes y películas, así como también en obra de teatro de la comunidad. Algunos de sus poemas han sido transformados en canciones dentro de los que se destacan "Silencio Azul", "Qué se siente" "Ciudadano del mundo" y el "Himno al ajedrez".

Es padre de sus dos amados hijos, Elmer Akhenaton y Armani Enoch, quienes son su inspiración, producto de la relación con su adorada esposa Olga Bourdierd, quien es su soporte y bendición. Su amada madre Juana Hernández, su querida hermana Rafaelina Hernández, y su fallecido padre, son su motivación. Todos, le dan la fuerza y el amor para servir a los demás.

El Hombre honrado, expondrá la verdad, el testigo falso lo
embrollará todo.
Las palabras desconsideradas hieren como una espada, la
palabra de un sabio será el remedio.
La palabra verdadera se instala para siempre, lo que es falso
solo dura un momento.
El embuste se aloja en el corazón de los Intrigantes,
la alegría, en el de buen consejero.

La Biblia, letra grande, Latinoamericana, 2002.

Proverbios 12:17-20

———————

No devuelvan a nadie mal por mal, y que todos puedan
apreciar sus buenas disposiciones.
Y añade: si tu enemigo tiene hambre, dale de comer; si tiene
sed, dale de beber; así le sacarás los colores a la cara. No
te dejes vencer por el mal, más derrota al mal con el bien.

La Biblia, letra grande, Latinoamericana, 2002.

Romanos 12:17, 20-21

Om Hum Hanumate Namaha